生理痛・
過多月経・
イライラが治まる
植物の力

もう生理は怖くない！

富永國比古
Tominaga Kunihiko

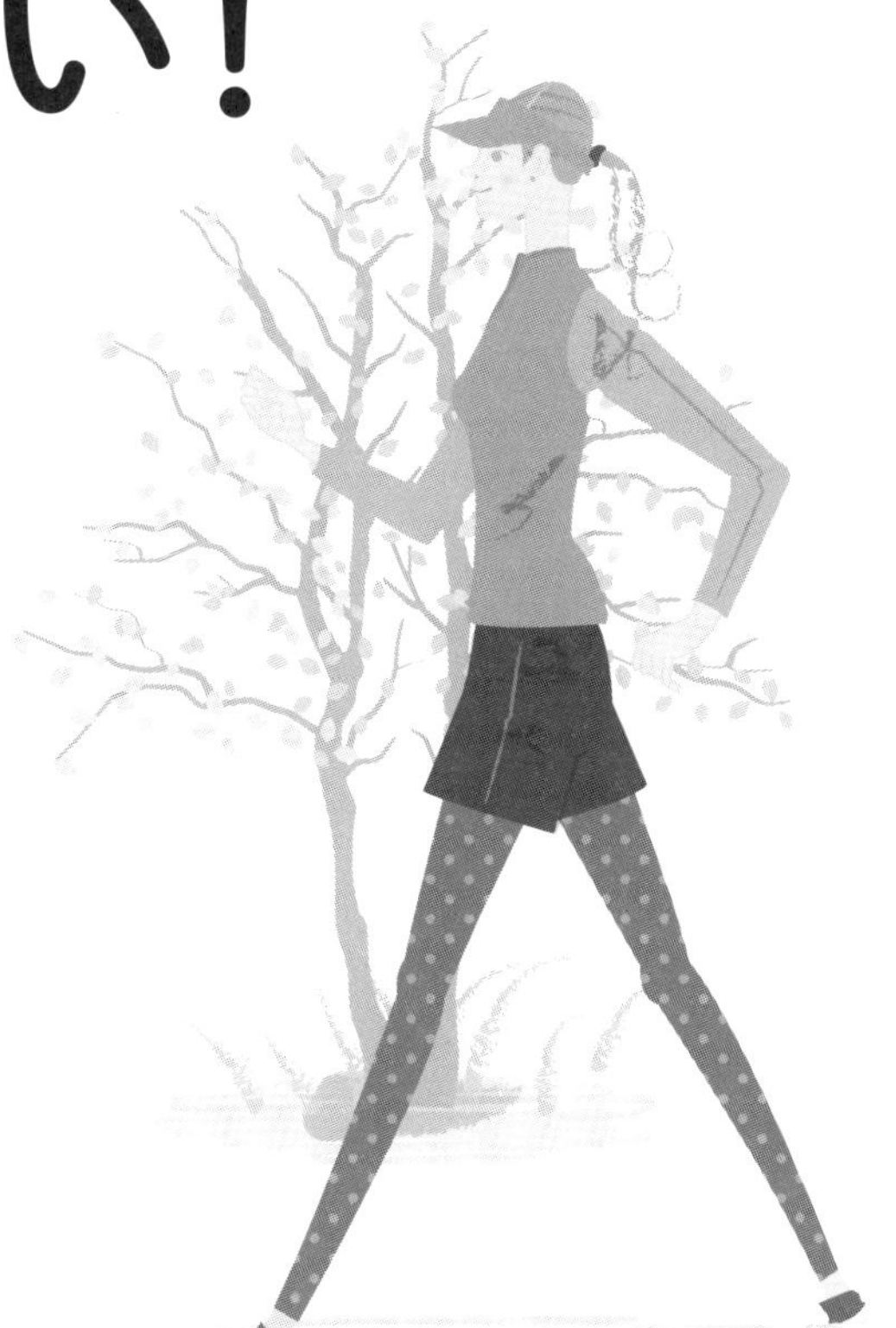

H&I

☆まえがき

二十年ほど前、私はマキノ出版のお力添えを得て、『子宮内膜症《しきゅうないまくしょう》の痛み、これで治せます！』を上梓《じょうし》しました。同書の出版には、当時の社会的背景が大きく関わっていました。

本書の中でも説明しますが、子宮内膜症は激しい生理痛が主な症状で、私はこの病気の発症に「環境ホルモン」も関わっていると考えています。環境ホルモンとは、環境中にあって、私たち人間を含めた生物に備わった本来のホルモン作用を攪乱《かくらん》する物質のことです。本を出版した当時は、ダイオキシンをはじめとする環境ホルモンの危険性にようやく社会が気づきはじめた頃でした。環境ホルモンの危険性に注目していた周囲の方々の後押しを受け、増えつつある生殖器官の異常である子宮内膜症や子《し》宮腺筋症《きゅうせんきんしょう》についての一般向けの書籍を出すことにしたのです。

出版後の反響は大きく、症状に悩む読者から数え切れないほどの問い合わせを受けました。書籍をきっかけに私のもとで治療を受けた患者さんからは、つらい症状が改善したというたくさんのお礼の手紙や、治療後に生まれた赤ちゃんの写真などをいただきました。私にとって、今も大切な宝物になっています。

書籍出版から二十年がたち、再び環境ホルモンの危険性に注目が集まるようになっています。私にとってのきっかけは、二〇二一年に出版された公衆衛生の世界的権威であるレオナルド・トラサンデ氏の著書『病み、肥え、貧す　有害化学物質があなたの体と未来をむしばむ』（光文社）との出合いでした。身近にある化学物質や環境ホルモンが、精子数の減少、ＩＱの低下、ＡＤＨＤ（注意欠如・多動症）、肥満、がん、そして子宮内膜症や子宮腺筋症といった数多くの健康被害をもたらすことを再認識したのです。二十年が経過した現在も、子宮内膜症や子宮腺筋症を完治させる決定的な治療法はありません。病名の認知度は高まっているものの、一般的な治療にリスクがあることはあまり知られていないと感じています。実際に行われている標準治療に関しても、患者側にリスクの説明を正しくできていないことが少なくないのではないでしょうか。

そんな現状を目の当たりにして、子宮内膜症や子宮腺筋症の治療や最新情報について一般の人たちが理解できる書籍を再び出版したいと願うようになりました。新たな本を世に出すにあたり、どのような原因で子宮内膜症や子宮腺筋症が発症・悪化する危険性があるのかの解説だけではなく、実際に予防・改善するための方法、具体的には化学物質や環境ホルモンを抑える手段や生活習慣についての最新情報を届けられる内容になったのではないかと自負しています。本書が生理の苦しみに悩む多くの方々の一助になることを心から祈っています。

富永國比古

もくじ

もう生理は怖くない！
——生理痛・過多月経・イライラが治まる植物の力

第2章

自分に合った治療法を見つけよう　47

第3章

子宮内膜症を防いで治すライフスタイル　73

第4章

序章

生理痛に潜む「子宮内膜症」という病気

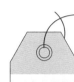

「生理痛＝我慢」という誤解

●生理痛は女性の宿命ではない！

近年、子宮内膜症《しきゅうないまくしょう》に苦しむ患者さんが急増しています。子宮内膜症は、子宮内膜やその類似組織が本来あるべき子宮の内側以外の場所で発生・発育してしまう病気です。日本には月経困難症（月経に伴って起こる病的症状）に悩む女性が八〇〇万人いると推定されています。そのうち治療を受けている女性はわずか一〇％のみで、二〇〇万～四〇〇万人の女性が子宮内膜症であるといわれています。

子宮内膜症の主な症状は、強い生理痛です。多くの女性が苦しんでいる尋常ではない生理痛のほとんどが、実は子宮内膜症によってもたらされる痛みであることが分かってきました。ところが、男女を問わず、いまだに多くの人が「女性なら生理痛に悩むのは当たり前」ととらえる風潮があります。私が診療した患者さんの中には、過去二十数年という長きにわたって生理痛に苦しんでいる人がいました。尋常ではない痛みを自覚しながら、「生理には多かれ少なかれ痛みが伴うもの」と思い込み、ひたすら我慢してきたというのです。

●痛みよりつらい周囲の無理解

私は約三十年にわたって、産婦人科専門医として子宮内膜症や子宮腺筋症《しきゅうせんきんしょう》、月経困難症の患者さんを数多く診《み》てきました。子宮内膜症が抱える問題点は、痛みにとどまりません。患者さんたちの言葉から、子宮内膜症がもたらすさまざまな問題や苦悩が鮮明に浮かび上がってくるため、私は問診やカウンセリングを重視して子宮内膜症の患者さんに向き合ってきました。私が診療した二十三歳の女性は、家族がまったく理解してくれないと、次のように訴えました。

「生理が始まると食事もとれないし、ベッドから起き上がることもできません。でも、生理痛で会社を休むと、父から『急に会社を休むなんて』と怒られるし、母からは『生理痛といっているけど、あなたは怠け病じゃないの？』となじられるし、とても悔しい思いをしています」

彼女のように、誰にも分かってもらえない痛みに一人で耐えつづけている人は少なくありません。職場の無理解から生理休暇を取りにくい環境に置かれているという声も数多く寄せられているのです。

●もう生理痛で苦しまないために

現代医学では、子宮内膜症は閉経するまで完治しない病気と認識されています。根治手術で治るといっても、卵巣をすべて摘出して閉経をもたらす手術ですので、それを「根治」と解釈するかどうかは意見の分かれるところです。また、病巣《びょうそう》の部分だけを摘出する手術もありますが、残念ながらしばしば再発を繰り返します。薬物療法の主体はホルモン療法で、当然副作用が存在します。そして、多くの場合、治療を中止すれば、再発する可能性があるのです。

子宮内膜症の患者さんは、病気がもたらす症状ばかりか、治療の副作用や再発のおそれ、さらには周囲の無理解に苦しんでいます。いわば、「三重苦」の状態にあるといえるのです。副作用のない治療法の必要性を痛感した私がたどり着いたのが、「植物の力」です。

私が重視する「漢方薬」や、その知識をもとに生まれた台湾《タイワン》生まれの「薬草」をうまく利用し、食事を「穀菜果食《こくさいかしょく》（植物性食品を中心とした食事）」にすることで、子宮内膜症の症状の劇的な改善が期待できるのです。

植物の力を有効活用することで、子宮内膜症の最もつらい症状である痛みの軽減や病巣の縮小が期待できます。子宮内膜症を完全に治せるとは断言できませんが、大半の人が痛みの軽減を実感し、症状をコントロールできるようになるのです。

子宮内膜症の患者さんに申し上げたいのは、女性だからといって生理の痛みや治療の副作用をこれ以上我慢しないでほしいということです。子宮さえ取ってしまえば痛みから逃れられるなどと、決して悲観的に考えないでください。あなたがこれまで苦しんできた生理痛は、十分にコントロールできるのですから。

第一章

子宮内膜症について
理解しよう

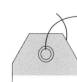

女性の現代病「子宮内膜症」

●子宮内膜症の危険度を自己チェック

まずは、次のチェックリストに取り組んでみましょう。該当する項目が一つでもあれば、子宮内膜症《しきゅうないまくしょう》が疑われます。

□初潮を迎えた十代の頃からひどい生理痛がある
□生理痛がひどく、日常生活に支障がある
□市販の鎮痛薬がまったく効かず、生理痛が年々ひどくなってきた
□生理痛に吐き気や嘔吐《おうと》、めまい、頭痛が伴う
□生理の時だけではなく、生理前後にも下腹部痛や腰痛がある
□排便痛・排尿痛・性交痛がある
□月経血の量が多くて大判のナプキンが一時間ももたない
□月経期間が長く、一週間以上だらだらと続いてなかなか終わらない

□貧血ぎみである
□子宮筋腫《しきゅうきんしゅ》といわれたが、月経時や月経の前後にも痛みがある
□何年間も妊娠できない、もしくは流産の経験が二回以上ある

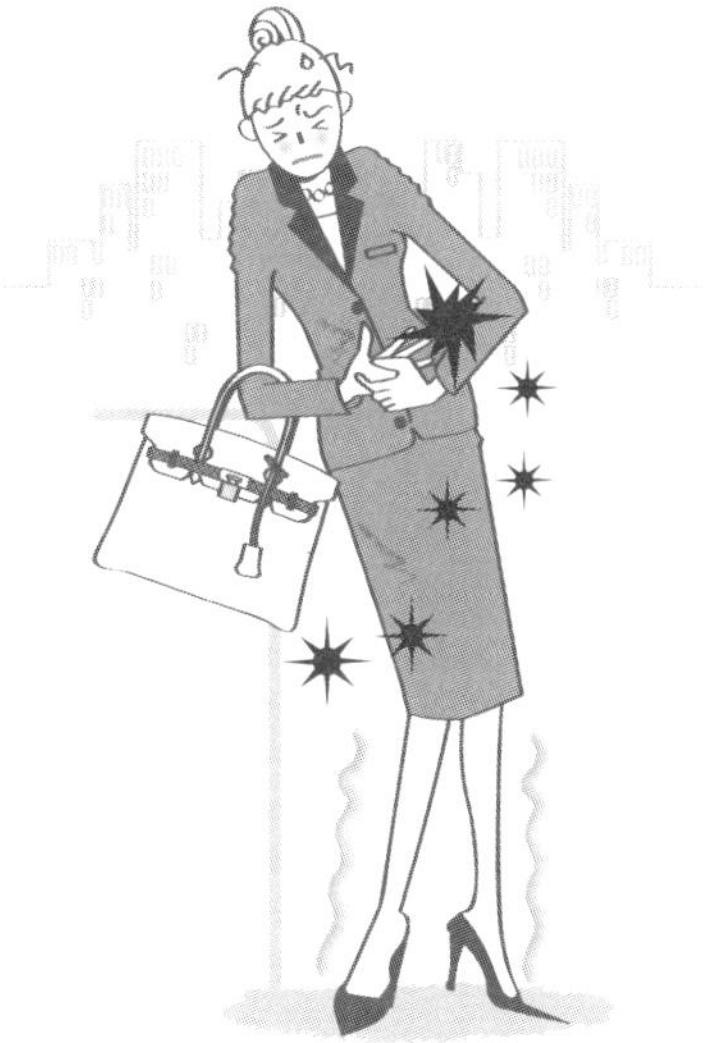

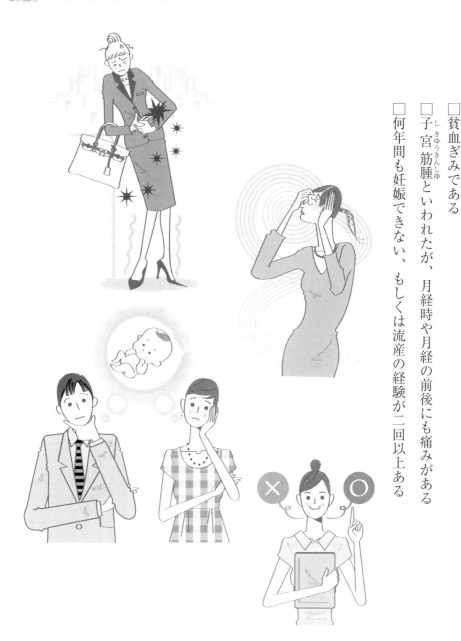

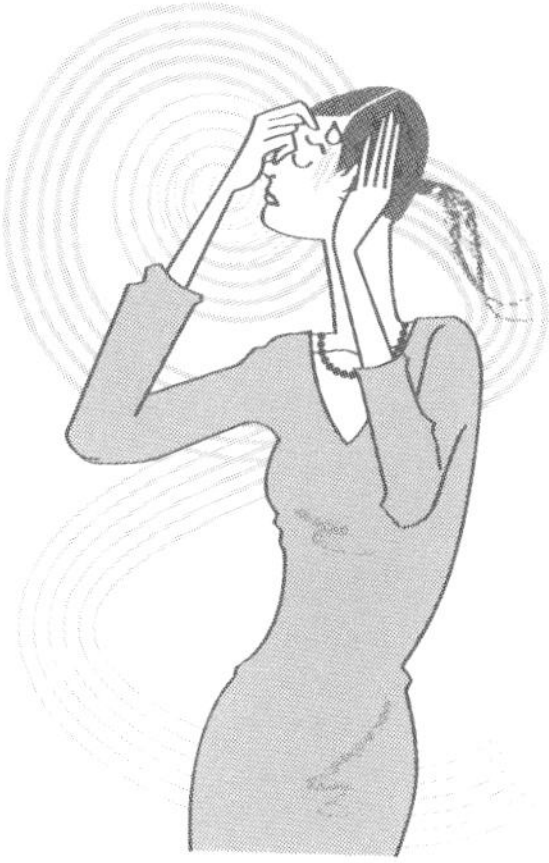

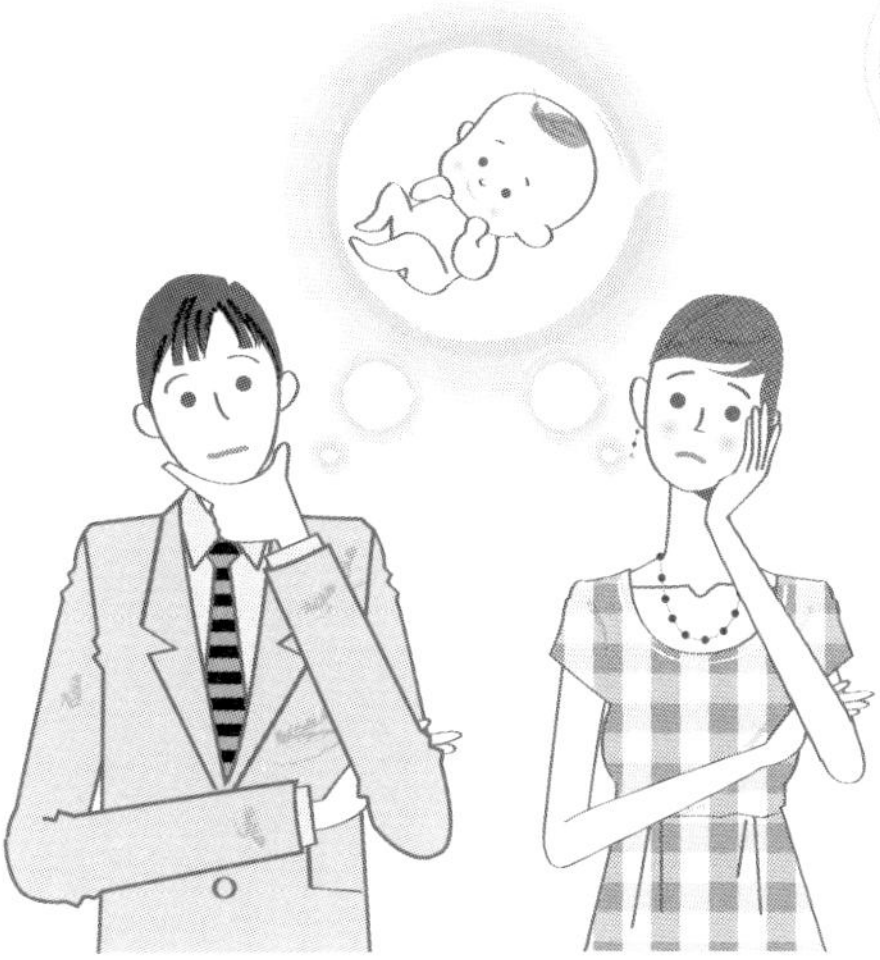

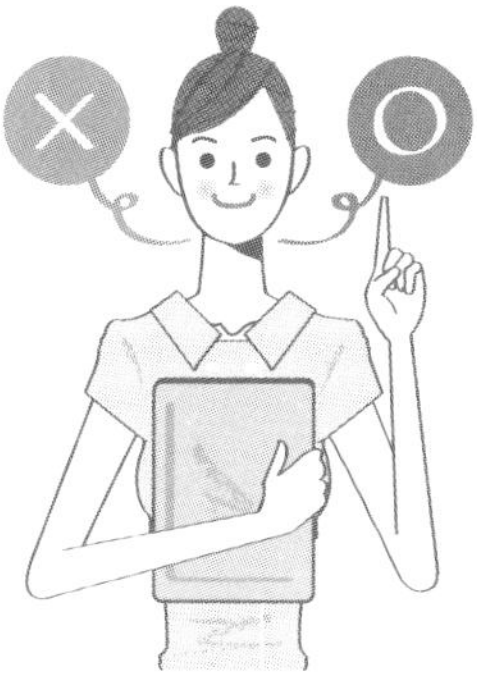

●女性器のしくみと働き

女性器について解説しましょう。まずは「子宮」です。子宮は女性の下腹部にある洋梨をさかさまにしたような形の袋状の臓器で、骨盤のほぼ真ん中に位置しています。子宮の断面は、外側から「漿膜《しょうまく》」「子宮筋層」「子宮内膜」の三つの層に分けられます。漿膜は内臓を覆う薄い膜を指し、子宮全体を包んでいます。子宮筋層は子宮壁の厚みの大部分を占める発達した筋肉群で、「平滑筋《へいかつきん》」という筋肉で構成されています。子宮内膜は受精卵が着床する場所で、子宮のいちばん内側に位置しています。

生理は医学的には「月経」と呼ばれ、赤ちゃん（受精卵）のベッドとして準備されていた子宮内膜が、必要なくなって剝《は》がれ落ちる時に起こる出血のことです。月経は女性の体で行われる妊娠への準備ともいえます。妊娠の準備とは、子宮の内側で赤ちゃんのベッドになる子宮内膜を厚くすることです。生理は「増殖期→分泌《ぶんぴつ》期→生理」というサイクルで繰り返されます。生理は、脳や卵巣、子宮の巧みな相互作用によって、およそ二十五〜三十日という一定の周期で起こるのです。

女性器の名称

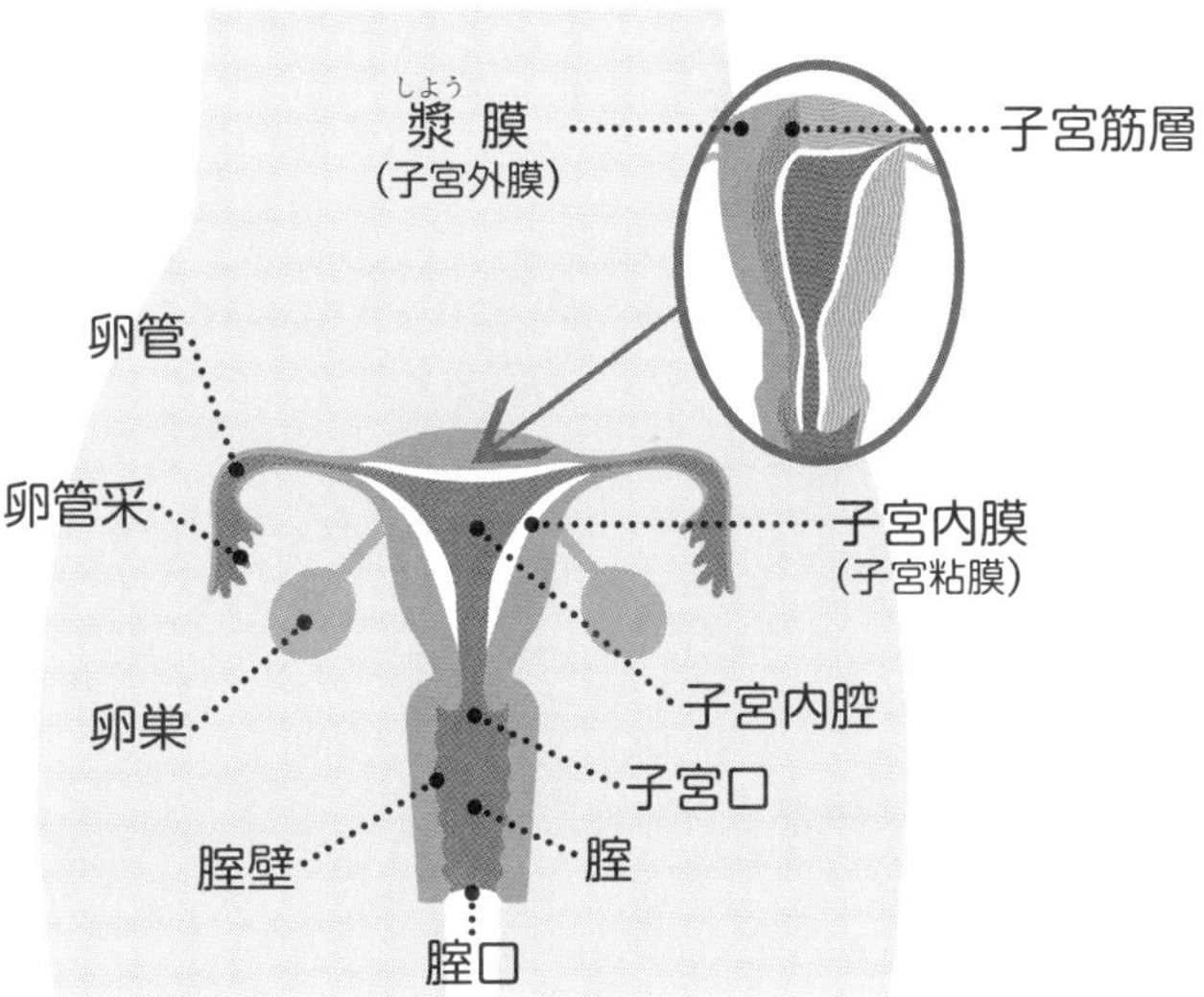
漿《しょう》膜
（子宮外膜）
子宮筋層
卵管
卵管采
子宮内膜
（子宮粘膜）
卵巣
子宮内腔
子宮口
膣壁
膣
膣口

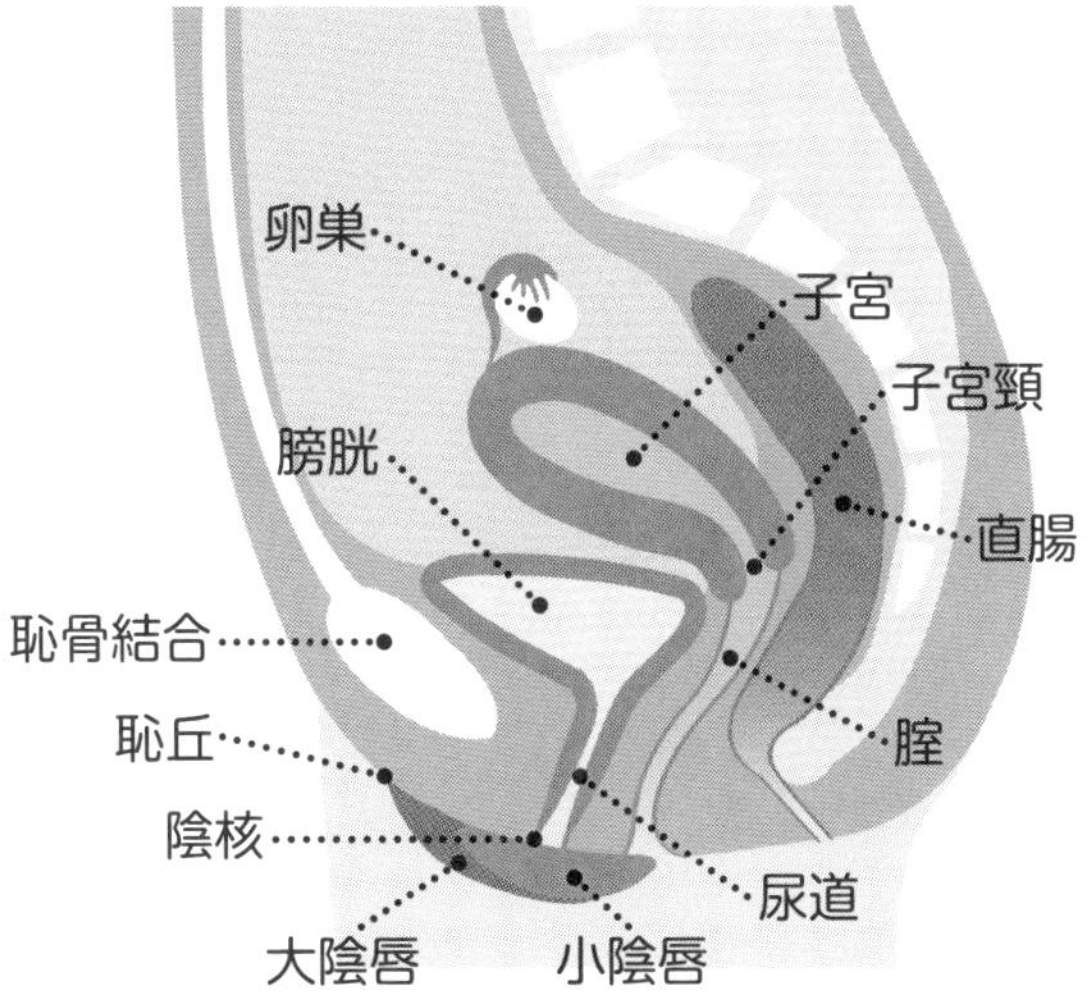
卵巣
子宮
子宮頸
膀胱
直腸
恥骨結合
恥丘
膣
陰核
尿道
大陰唇
小陰唇

子宮の主な働きとして、次の四つが挙げられます。

⑴生理の出血を起こし、不要になった子宮内膜を受精しなかった卵子とともに体外へ排出する

⑵子宮口から入ってきた精子を受精が行われる卵管へ導く

⑶受精した卵子を子宮に受け入れ、子宮内膜で栄養を補給して成長させる

⑷妊娠が成立すると、胎児《たいじ》を包む寝袋となり、胎児を成長させる

卵巣は子宮の両わきに一つずつあり、アーモンドのような形をしています。成熟すると一ヵ月ほどの周期で卵子を一個ずつ放出します。これが「排卵」です。また、卵巣は女性の体にとって重要な働きをするさまざまなホルモンを分泌しています。

卵巣から放出された卵子は卵管に入り、子宮に向かってゆっくりと進みます。この時に精子と卵管で合体すると「受精」が起こります。

生理の際には、「プロスタグランジン」という物質の働きが欠かせません。プロスタグランジンは全身でさまざまな働きをしている物質で、子宮や卵管にも存在しています。平滑筋を収縮する働きがあり、子宮の収縮には不可欠な存在です。子宮の収縮は、出産時には分娩を助け、生理時には月経血の排出を促す際に必要になります。

重要な働きを担っているプロスタグランジンですが、分泌量が増えると収縮した子宮の血流が滞《とどこお》ります。子宮の血流が極度に滞ると、強い痛みが引き起こされます。これが、子宮内膜症とは異なる、一般的な生理痛のしくみです。また、プロスタグランジンが作用する平滑筋は、腸に関係する筋肉でもあります。生理時に分泌されたプロスタグランジンが腸を収縮させてしまうと、吐き気や嘔吐、下痢《げり》、便秘などのさまざまな症状を引き起こしてしまうのです。

●子宮内膜症とはどんな病気?

日本産婦人科学会によると、子宮内膜症は「子宮内膜またはそれに似た組織が何らかの原因で、本来あるべき子宮の内側以外の場所で発生し発育する疾患」と定義されています。つまり、子宮内膜やそれに似た組織が、卵巣や卵管、直腸、膀胱《ぼうこう》などの骨盤内に増殖していくものを「子宮内膜症」と呼ぶのです。

そもそも子宮内膜とは、子宮の内側を覆って赤ちゃんのベッドの役割を果たす組織です。子宮内膜は、月経周期に合わせて増殖や出血を繰り返し、妊娠しなければ不要となって剝がれ落ちます。子宮内膜症になると、これと同じことが子宮の内側以外の場所で発生した子宮内膜でも繰り返されます。子宮内膜症の場合は、本来排出されるべき血液が行き場を失って体内にたまり、炎症や癒着《ゆちゃく》を引き起こして痛みなどの不快症状をもたらすのです。

●閉経前の女性すべてが警戒すべき病気

子宮内膜症は、初潮を迎える十代から閉経までの幅広い年齢層に見られる病気です。以前は三十〜四十代に多く発症するといわれていましたが、発症年齢が下がり、現在では二十〜三十代が中心となっています。十代の患者さんも増加傾向にあり、早い人では十六歳前後に発症します。卵巣に子宮内膜ができ、出血した血液が卵巣にたまってしまう「卵巣《らんそう》チョコレート嚢胞《のうほう》」の場合、二十〜三十代に高い頻度で見られます。

一方、子宮を形成する子宮筋層の中に子宮内膜組織がめり込んで起こる「子宮腺筋症《しきゅうせんきんしょう》」は三十代後半から増えはじめ、四十代の半ばでピークとなります。最近の傾向として、子宮内膜症と子宮腺筋症を合併している人が多いことも挙げられます。

●子宮内膜症の種類

子宮内膜症が発生しやすいのは骨盤内臓器で、特に卵巣、ダグラス窩《か》、腹膜、膀胱などに多く見られます。子宮内膜症のうち、子宮内膜が発生した場所を特定して「卵巣チョコレート嚢胞」や「ダグラス窩子宮内膜症」などの独立した病名をつける場合もあります。

【卵巣チョコレート嚢胞】

卵巣の内部で子宮内膜が増殖すると、出血した血液が卵巣内にたまって袋（嚢）ができ、卵巣が腫《は》れていきます。古くなった血液が変色してチョコレート色になっていることから、卵巣チョコレート嚢胞という名称で呼ばれています。卵巣チョコレート嚢胞は片側または両方の卵巣に見られ、直径二～三〓《セン》〓《チ》大のものから七～八〓《セン》〓《チ》大くらいのものが最も多いとされています。生理痛、腰痛、排便痛、性交痛が主な症状で、卵巣がしだいに腫れて大きくなり、周囲の組織と癒着することで引き起こされます。

【ダグラス窩子宮内膜症】

「ダグラス窩」とは、子宮の裏側にある直腸との間の落ちくぼんだ穴のような部分のことです。座った状態であれば、おなかの中の最も低い位置にあります。子宮内膜症が発生しやすい部位ですが、発見が難しく、非常に厄介なタイプといえます。主な症状は、生理痛のほか、強い排便痛や性交痛です。直腸と癒着しやすいため、子宮が引っ張られて後転し、排便痛や性交痛が増幅されます。

【腹腔外子宮内膜症】

子宮内膜は、体中のさまざまな部位に発生することがあります。非常にまれなケースですが、子宮内膜が肺、へそ、腎臓《じんぞう》などに発生した場合、生理のたびにその部位で出血を繰り返します。肺に子宮内膜が発生した場合、気胸《ききょう》（肺から空気が漏れることで、肺がつぶれてへこんでしまう病気）が起こって口から出血することさえあるのです。出血を繰り返すため、がんなどのほかの病気と間違えられることもありますが、主に生理時に限って痛みや出血が見られるのが特徴です。

子宮内膜症の状態

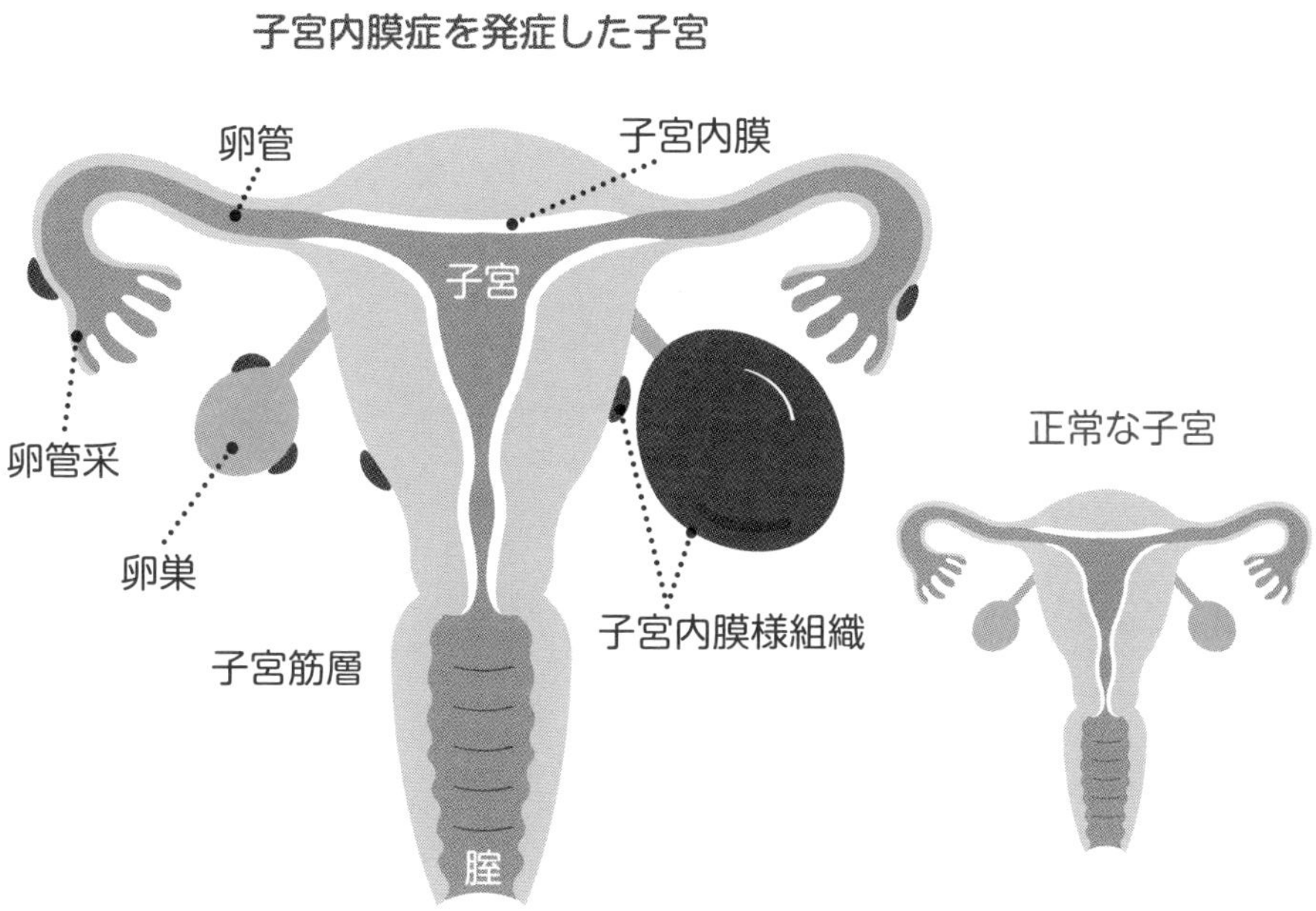

子宮内膜症が発症しやすい場所

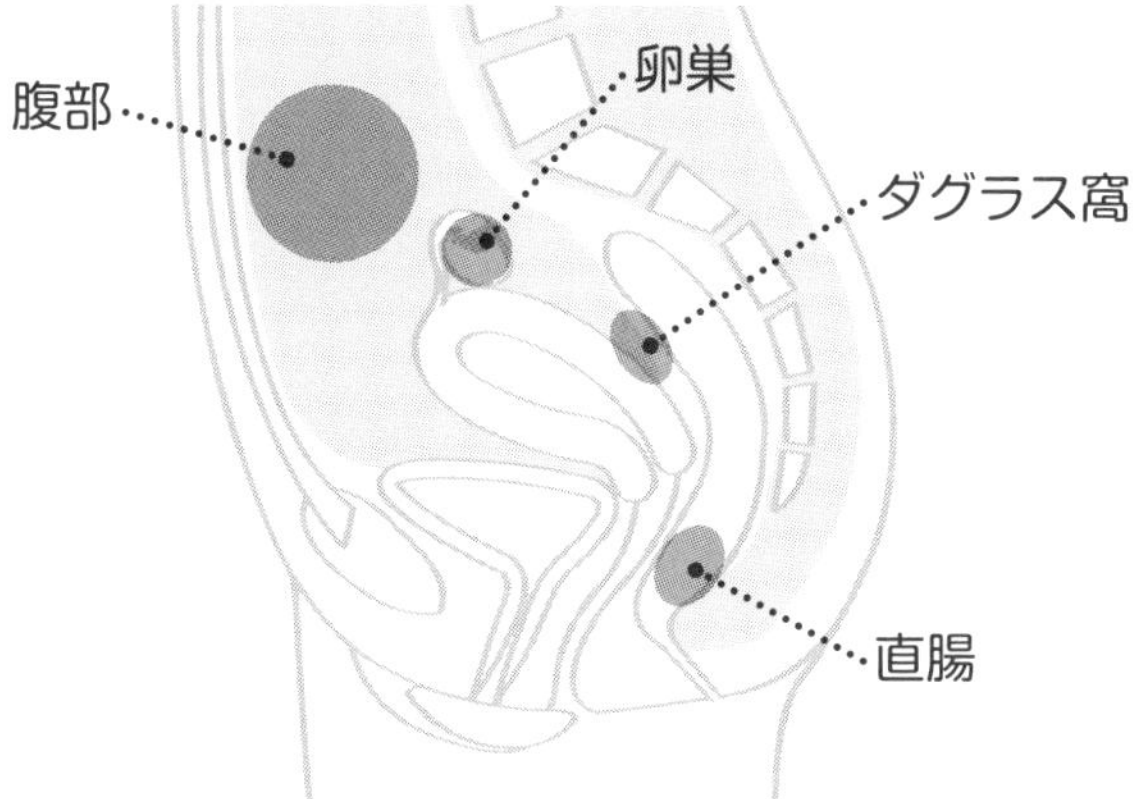

【子宮腺筋症】

子宮内膜組織が子宮筋層の中にできるのが子宮腺筋症で、それ以外の場所にできるのが子宮内膜症です。一般的には、子宮内膜症と子宮腺筋症は別の病気と考えられています。しかし、私はさまざまな要因から、子宮内膜症と子宮腺筋症は同じ病気ととらえても問題ないと考えています。子宮腺筋症では、子宮筋層にできた子宮内膜が増殖や出血を繰り返します。子宮筋層の子宮内膜が増殖することで子宮の壁がだんだん厚くなり、子宮も徐々に大きくなっていきます。子宮腺筋症の主な症状は、月経血の量が増える「過多月経」で激しい生理痛を伴います。また、生理の出血の中にしばしばレバー状の塊《かたまり》が見られ、生理終了後も出血が続く「過長月経」を伴うこともあります。子宮筋腫やほかの子宮内膜症を合併することが少なくありません。

子宮腺筋症の状態

正常な子宮

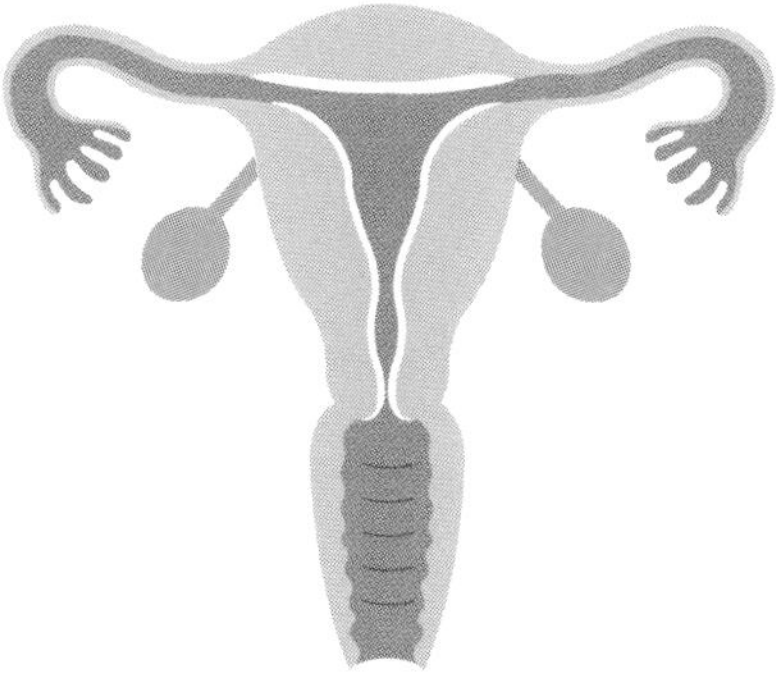

子宮腺筋症を発症した子宮

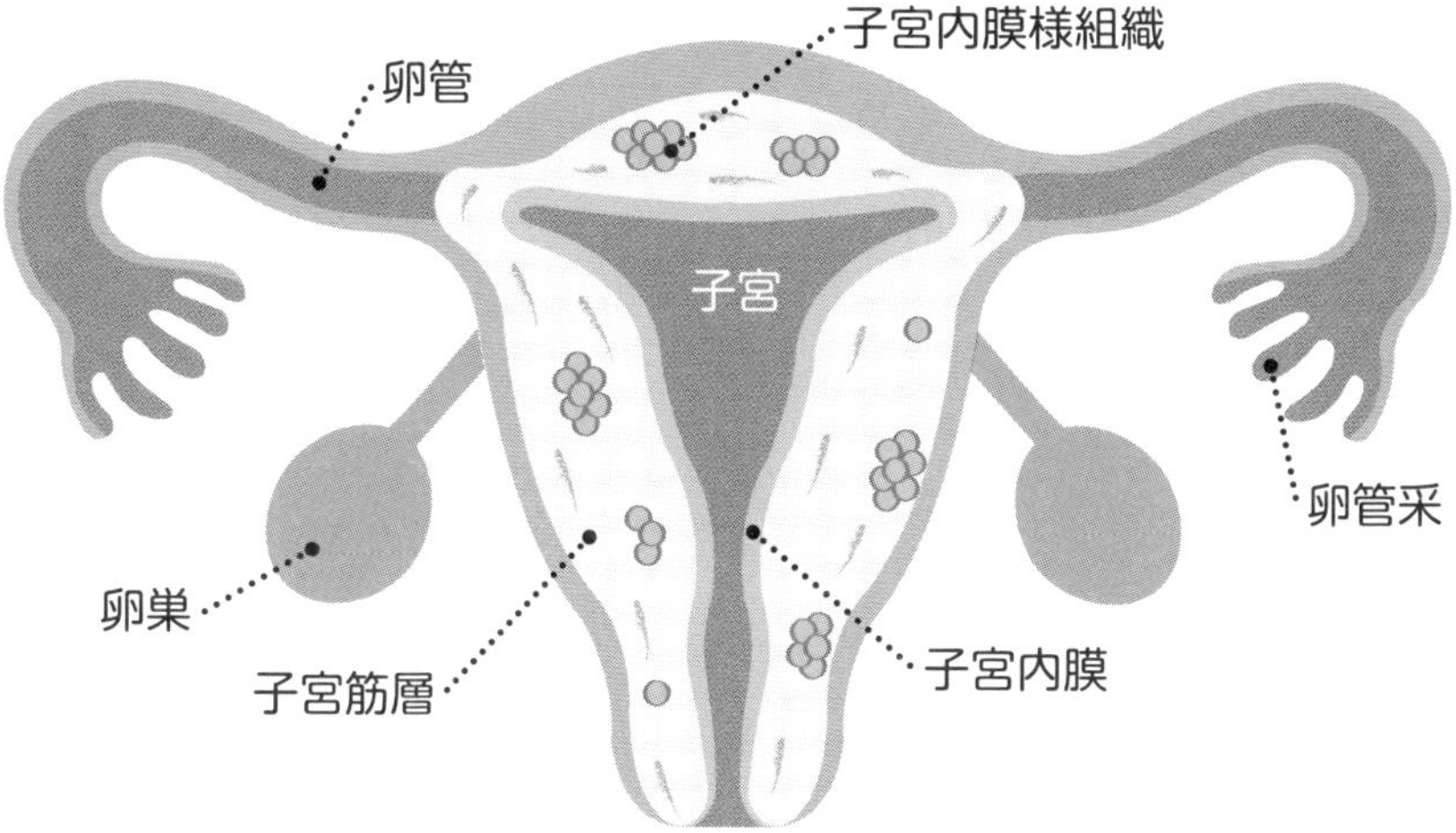

コラム①

子宮内膜症・子宮腺筋症は血栓症のリスクファクターである

子宮腺筋症《しきゅうせんきんしょう》は、発生のしくみや性格の違いから、一般的には子宮内《しきゅうない》膜症《まくしょう》とは別の病気とされています。しかし、私はこの２つは同一の病気と考えています。子宮内膜以外に子宮内膜やその類似組織が増殖するすべてを総称して「子宮内膜症」とするのであれば、子宮腺筋症も含めて問題ないでしょう。

実際に、臨床に携わる中で、子宮内膜症と子宮腺筋症を合併しているケースはかなりの確率で見られると感じます。年齢的には30代後半の女性に多かったものの、最近は低年齢化して20代にも増えています。

子宮内膜症で怖いのが、深部静脈血栓症《しんぶじょうみゃくけっせんしょう》です。深部静脈血栓症は、足から心臓へと血液を戻す「深部静脈」と呼ばれる下肢《かし》の血管に血栓（血の塊《かたまり》）ができて詰まってしまう病気です。血栓が剝《は》がれ、血管の中を流れて肺の動脈で詰まると、肺塞栓症《はいそくせんしょう》を引き起こし、重症例では命に関わることもあります。

シンガポールで行われた研究では、同国内の婦人科病棟における１年間の観察によって、41名の子宮内膜症・子宮腺筋症患者のうち５名が深部静脈血栓症を発症したと報告されています。子宮内膜症は深部静脈血栓症を誘発するおそれがあるので注意しましょう。

●主な自覚症状は生理痛・腰痛・肛門痛

生理痛は、生理の時に現れる下腹部から腰にかけての差し込むような痛みです。子宮内膜症による生理痛の特徴は、生理の回数を重ねるたびにどんどん痛みが増幅していくことです。子宮内膜症患者の九割に生理痛が見られるというデータもあります。

一般的に、激しい生理痛には腰痛が伴うもので、子宮内膜症患者の半数以上が腰痛を訴えています。また、子宮の後壁やダグラス窩にできた子宮内膜症の病巣《びょうそう》が癒着すると、子宮が固定された状態になります。すると、排便時や排尿時に癒着した部分が無理に引っ張られるため、排便痛や排尿痛、肛門痛《こうもんつう》が起こります。癒着がひどい場合は、腰をかがめた時などにも下腹部に痛みが起こります。癒着による痛みは生理時以外にも起こるため、生理に関係なく常に痛みに苦しむことになります。

子宮内膜症の症状として、性交時の痛みが挙げられます。非常にデリケートな話題なのであまり表面に出にくいのですが、苦しんでいる人は少なくありません。子宮の後壁やダグラス窩に子宮内膜症ができて癒着がある人は、癒着している子宮が無理に引っ張られて圧迫されるため、痛みを感じてしまいます。セックスの時に、膣《ちつ》の奥のほうが圧迫されるように痛むようなら、子宮内膜症が疑われます。

子宮内膜症の痛みは、感覚的なもので個人差があります。しかし、痛みがなくても病状が進行している限り、先々には必ずなんらかの症状が現れることが予想されます。痛みのないまま症状が進行するケースもあることを知っておきましょう。

●経血量が多くなり、塊も出現

子宮内膜症のいちばんの特徴は激しい痛みですが、月経血の量が増える「過多月経」も代表的な症状です。子宮内膜症の中でも子宮腺筋症を発症している女性は、過多月経に苦しむことが多いといわれています。子宮腺筋症では、月経時に剝がれ落ちる子宮内膜が通常よりも増加しています。また、子宮筋層の中にある病変（子宮内膜に似た組織）から出血が起こります。この出血が繰り返されることで子宮筋層が硬く厚く肥大すると、子宮全体が十分に収縮されなくなります。子宮全体の収縮は止血効果もあるため、子宮腺筋症では経血量が多くなるのです。目安としては、大きいサイズのナプキンが一時間ともたないほどであれば過多月経といえるでしょう。

●生理中・生理前後にも痛みが起こり、流産を繰り返す

子宮内膜症の患者さんは、生理時以外にも下腹部痛や腰痛のある人が少なくありません。早い人では、生理が始まる一週間くらい前から下腹部や腰が痛みはじめます。

また、流産を二回以上経験した女性は子宮内膜症の疑いがあります。流産が起こる理由はいくつかありますが、「着床障害」も大きな原因となります。着床障害とは、受精した卵子が子宮内にとどまっていられない状態のことです。

着床障害を引き起こす病気の一つに、子宮腺筋症があります。子宮腺筋症になると子宮の筋層が厚くなるため、受精卵のベッドである子宮内膜のスペースが狭くなります。すると、子宮内膜が十分な厚みを持つことができなくなり、受精卵がきちんと着床できないことがあるのです。流産を二回以上経験した女性は子宮腺筋症を疑ってみましょう。

●ほかの病気と誤診されやすい

子宮腺筋症はよく「子宮筋腫」という別の病気と間違われることがあります。子宮

筋腫は、子宮の筋肉に良性の腫瘍《しゅよう》ができる病気です。子宮腺筋症の特徴である過多月経や過長月経は、子宮筋腫の症状と重なります。ところが、子宮筋腫の場合は、生理痛があってもそれほど強くはありません。

子宮内膜症や子宮腺筋症を発症して過多月経や過長月経が続くと、出血量が多くなって鉄分が減少し、貧血になります。立ちくらみやめまいが起こったり、階段を上がる時にすぐに息切れしたりするようなら貧血の疑いがあります。一度、婦人科で検査を受けることをおすすめします。

子宮内膜症を発症して激痛を伴う場合、盲腸《もうちょう》（虫垂炎《ちゅうすいえん》）と誤診されてしまうこともしばしばあります。特に、右側の卵巣にチョコレート嚢胞ができていると、盲腸と同じように右の下腹部に激痛が起こってしまうのです。激痛を訴えているのが女性であるならば、婦人科系の病気も疑わなければなりません。患者さん自身も医師任せにせず、予備知識として押さえ、誤診の防止につなげましょう。

●不妊やがんを引き起こす

子宮内膜症になると、妊娠しにくい傾向があると指摘されています。不妊に悩む女性の二〇～三〇％に子宮内膜症が認められるといわれているのです。完全に明らかにされたわけではありませんが、子宮内膜症が原因で骨盤内に炎症性物質や免疫物質が増加し、卵胞《らんほう》の発育を妨げているのではないかという説があります。

一方で、子宮内膜症であっても妊娠・出産できている人も少なくないため、子宮内膜症が不妊のすべての原因と断定することはできません。とはいえ、不妊の専門医や不妊外来では子宮内膜症が不妊の一因になっていると見なし、子宮内膜症の治療と不妊治療を並行して行う傾向にあります。

子宮内膜症は、がんを引き起こす病気としても認識されるようになってきました。子宮内膜症の一つである卵巣チョコレート嚢胞は、がんに移行することが判明したのです。卵巣チョコレート嚢胞を有する女性の約〇・七％が卵巣がんに移行し、四十五歳以上で嚢胞径が六《チ》センチ以上の場合はがんになる可能性が高いといわれています。

●癒着――厄介な副産物

子宮内膜症という病気において、非常に厄介で治療のうえで難しい問題となるのが、離れた組織どうしがくっついてしまう「癒着」です。傷を治すために皮膚《ひふ》と皮膚がく

コラム②

子宮内膜症のがん化を見逃さないために

子宮内膜症《しきゅうないまくしょう》は、がんを引き起こす可能性のある病気です。子宮内膜症のうち、卵巣《らんそう》チョコレート嚢胞《のうほう》を有する女性の約0.7%は卵巣がんに移行するといわれています。中でも、45歳以上でチョコレート嚢胞の直径が6センチ以上の場合は、特に注意が必要です。専門医によっては40代以上の方に卵巣摘出を推奨する医師もいます。

悪性化する兆候を見逃さないため、3ヵ月に一度の間隔で検査を受けるといいでしょう。

卵巣チョコレート嚢胞が短期間で増大する場合は注意が必要です。また、がん化の前兆として、生理痛や頭痛、疲労感といった子宮内膜症の症状が消失することが多いのも見逃せません。症状が改善した場合でも油断せず、主治医に相談しましょう。

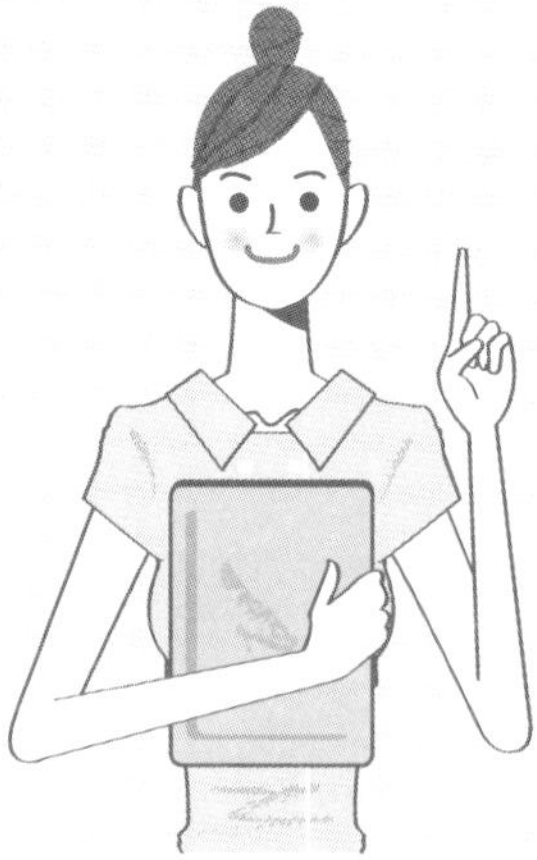

っつくように、私たちの体には自然治癒力《しぜんちゆりょく》が備わっています。しかし、この自然治癒力は往々にして不都合をもたらします。例えば、胃や腸を手術することによって病気は治りますが、その代償として術後に癒着が生じることがあります。子宮内膜症の場合、増殖した子宮内膜が月経によって剝がれると傷つくため、体がそれを修復しようとして近くの腹膜や臓器にくっつきます。子宮内膜の出血でたまった血液が接着剤の役割をするのです。

癒着は、周囲の腹膜や臓器を無理やりくっつけてしまうため、ねじれたりゆがんだりして痛みを引き起こします。癒着による痛みは、月経に関係なく起こります。腹腔鏡《ふくくうきょう》治療によって癒着を剝がすことができるとはいえ、子宮内膜症が治らない限り往々にして再び癒着ができます。癒着の厄介さも、子宮内膜症が抱える問題の一つといえるでしょう。

●子宮内膜症はこうして発症する

子宮内に増殖した内膜は、本来は生理で膣から排出されます。ところが、子宮内膜症を発症して子宮外にできてしまった子宮内膜には出口がありません。腹膜や臓器に子宮内膜が生じると、出血を繰り返して強い痛みが生じるのです。生理のたびに出血が繰り返されると、修復しようとする自然治癒力が働きます。すると、癒着が起こってさらに痛みが増悪する悪循環に陥ります。

子宮内膜症が発症するしくみは、まだ完全には解明されていません。子宮内膜症が初めて報告されて以来、多くの研究者がその原因を突き止めようと努力してきましたが、いまだに決定的な原因は分かっていないのです。

現在、一般的には月経血の逆流が子宮内膜症の主な原因とされています。月経血の大部分は膣を通って体外に排出されますが、一部は卵管を逆流して腹腔中に入り込んでしまうことが分かっています。月経血の逆流とともに腹腔中に入り込んだ子宮内膜の細胞が、なんらかの作用によって周辺臓器の表面に着床して子宮内膜症が発生するといわれています。実際、生理中の腹腔内を腹腔鏡（内視鏡の一種）で観察すると、逆流した月経血が腹水に混ざっていることが確認できます。

現在、多くの医師はこの月経血逆流説を支持し、「初潮年齢の低下と出産年齢の上昇によって、腹腔内に月経血が逆流する機会が増え、子宮内膜症の増加の原因になっている」という、なんとなく納得させられてしまう説明がなされています。しかし、月経血の逆流は月経がある女性の大半に見られ、中には子宮内膜症を発症していない女性もいます。月経血の逆流だけを原因とするには無理があります。腹腔中に入り込んだ子宮内膜の細胞にどのような条件が備わるとその場所に着床し、増殖しはじめるのかについて、ほとんど明らかにされていないのです。

月経血逆流説のほか、子宮内膜のかけらが血液やリンパ液に乗って運ばれ、周辺の臓器や腹膜で増殖するという説もあります。また、ストレス社会が原因になっているという研究者もいます。実際に、ヒト以外の霊長類でも子宮内膜症が増えており、ヒヒを長期間檻《おり》に入れておくとストレスによって子宮内膜症が発症しやすいという報告もあります。しかし、上記のどの学説も「子宮内膜症が急激に増加している」「若い世代にも増えている」という事実を説明することはできません。

子宮内膜症が近年になって増加していることから食生活との関係も考えられますが、原因と見なす確かなデータはありません。ただし、高たんぱく質・高脂質の食事が症状の悪化に作用している可能性は考えられます。

●免疫異常が引き起こした現代病

子宮内膜症の原因について研究が進む中で、「子宮内膜症の発症には免疫の異常が関係している可能性がある」と考えられるようになりました。子宮内膜症患者さんの腹水を調べたところ、免疫に関係する物質の異常が見られたのです。子宮内膜症の患者さんに不妊症が多いことは知られていますが、その原因の一つにこの免疫物質が関わっている可能性があります。免疫物質の一つである「サイトカイン」が、卵巣の中に入り込んだ精子を異物と見なして攻撃し、受精機能にダメージを与えている可能性があるのです。私は、免疫機能の異常が発症の要因であるという学説に、子宮内膜症の謎《なぞ》を解くカギがあるのではないかと考えています。

●ダイオキシンがホルモンバランスを狂わせる!

一般的に、現代になって急増している病気の特徴として、婦人科や皮膚科といった診療科目で単純に分類できない「全身病」であることが挙げられます。かつては存在しなかった原因物質が関係したり、背景に免疫の異常があったりするため、原因の解決ではなく症状を抑えることを目的とした対症療法では対応できないのです。子宮内膜症も、そういった現代病の一つであると私は解釈しています。

子宮内膜症と同じく一九七〇年代後半から急増した病気に「アトピー性皮膚炎」という皮膚疾患があります。アトピー性皮膚炎が急増した背景には、サイトカインなどの免疫物質のバランス異常があると指摘されています。

免疫物質のバランスに影響を与える原因の一つに、「内分泌撹乱物質《ないぶんぴつかくらん》」と呼ばれる化学物質が挙げられます。内分泌撹乱物質は一般的に「環境ホルモン」と呼ばれ、よく知られているものにダイオキシンがあります。この環境ホルモンが、子宮内膜症の発症に関係しているのではないかという説に、現在注目が集まっているのです。私もまた、環境ホルモンが子宮内膜症の引き金であると考えている医師の一人です。

世界的にダイオキシンが健康被害につながると知られるようになったのは、一九五〇年代からです。日本では一九九〇年代に、焼却炉から排出されるダイオキシンによる健康被害が大きな社会問題となりました。

ダイオキシンなどの環境ホルモンは、その名のとおり、体内に取り込まれるとホルモンと似た働きをします。環境ホルモンを多く摂取してしまうと、女性はもちろん、男性の生殖機能にも深刻な影響を与えると思われます。

●ダイオキシンとの因果関係を裏づける動物実験

私は、ダイオキシンが子宮内膜症の原因としてかなり疑わしいと考えています。現状はまだ研究が少ない状況ですが、子宮内膜症の重症度とダイオキシンの汚染レベルに強い相関関係があることが動物実験で確認されています。米国南フロリダ大学医学部のシェリー・リアー博士は、人類と遺伝子構造が近いアカゲザルで子宮内膜症とダイオキシンの関係に迫る実験を行いました。実験では、飼料中に含まれるダイオキシンの濃度が高ければ高いほど、子宮内膜症が重症化することを確認できたといいます。

コラム③

ダイオキシンと子宮内膜症の発症

子宮内膜症《しきゅうないまくしょう》は、まだ決定的な発症原因が分かっていません。2000年頃は人々の関心が高く研究者も多くいたのですが、近年では、研究費が少ないためか、あまり研究が活発でないように見受けられます。

私が子宮内膜症の原因として有力視しているのが「環境ホルモン」です。環境ホルモンとは、環境中にあって、私たち人間を含めた生物の本来のホルモン作用を攪乱《かくらん》する物質のことです。

2000年代から注目された環境ホルモンの1つであるダイオキシン（ダイオキシン類）は、主にプラスチックのゴミなどを燃やした時に大気中に放出され、土や水、植物、食物連鎖を通して魚介類に蓄積して濃縮されます。つまり、大型魚類はダイオキシンの蓄積量が多いと考えられるのです。

ダイオキシンは微量でも毒性が非常に強く、女性ホルモンの一つである「エストロゲン」と似た作用を持つため、汚染された食物を摂取することがホルモン依存性疾患である子宮内膜症の原因になっていると近年指摘されています。2003年の『ネイチャー』誌でもダイオキシンとエストロゲンの関連性が報告されています。

●血中プロラクチン濃度とも関連

ダイオキシンと並ぶ環境ホルモンに「ビスフェノールA」があります。環境ホルモンの一種であるビスフェノールAはエストロゲンと似た働きがあり、「プロラクチン」という物質を過剰分泌させます。プロラクチンは脳下垂体《のうかすいたい》から分泌される「乳腺刺激《にゅうせんしげき》ホルモン」と呼ばれる物質で、乳腺を発育させて乳汁を作るほか、母乳を子どもに与えている期間にすぐ妊娠しないように体の状態を整える働きがあります。たいへん重要な働きをするプロラクチンですが、過剰に分泌されることでさまざまな弊害を引き起こします。

複数の研究によって、プロラクチンが子宮内膜症の発症に関係する可能性があることが指摘されています。東京大学大学院理学系研究科教授（当時）の守隆夫《もりたかお》先生は、プロラクチンが子宮腺筋症の発症を促進することを動物実験で確認しています。ビスフェノールAがエストロゲンと同様に働き、プロラクチンが過剰分泌されて子宮内膜症を発症させるという図式になります。

環境ホルモンの中でビスフェノールAのほかに注意したいのが、家庭用ラップなどに使われる軟質プラスチックが含んでいる「フタル酸エステル」です。まだ研究が少ないために推定の段階ですが、フタル酸エステルの暴露《ばくろ》量が子宮内膜症の女性で高いことが分かってきています。

●十代から始めたい子宮内膜症の予防

現在、子宮内膜症の発症年齢はますます低年齢化しています。私が診察してきた患者さんの中には、高校生の頃から気を失うほどの生理痛を体験してきた人が何人かいます。子宮内膜症と診断されたのは二十代になってからだとしても、十代の頃から子宮内膜症だったのではないかと考えられます。台湾《タイワン》の産婦人科医であるC・C・リアン先生は、初潮から五年以内に子宮内膜症を発症する可能性があることを確認しています。環境ホルモンの問題などを考慮すると、今後ますます十代の子宮内膜症患者が増加するのではないかと危惧《きぐ》しています。できるだけ早い時期から予防のための対策をすることが求められています。

第二章

自分に合った治療法を見つけよう

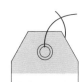

子宮内膜症の検査と治療

●発見のための検査の流れ

ここで、子宮内膜症《しきゅうないまくしょう》の一般的な検査法について解説しましょう。

(1)問診

患者さんにいくつかの質問をすることで、医師は患者さんの体になにが起こっているかの予測を立てます。患者さんは、「症状がいつからなのか」「どんな症状があったのか」など、具体的に話せるようにしておきましょう。生理周期や生理痛の有無などを説明できると、さらに医師の助けになります。問診によって多くの情報が得られると、医師は検査や診断の参考にすることができます。

(2)超音波(エコー)検査

かつては触診や直腸診が行われていましたが、現在は超音波(エコー)検査が中心となっています。婦人科では膣《ちつ》から器具を挿入する「経膣《けいちつ》エコー」が主流で、卵巣《らんそう》チヨコレート嚢胞《のうほう》の有無や状態を調べるのに適し、二ミリ程度の小さな病変も発見できます。

(3)血液検査

血液の主成分の数値をチェックするほか、子宮内膜症が疑われる場合は「CA-125」という腫瘍《しゆよう》マーカーが調べられます。ただし、子宮内膜症であってもそれほど数値が高くならない人も見られるため、確定診断の材料というよりも、子宮内膜症の経過を観察したり、再発がないかをチェックしたりするための参考になります。

(4)CT（コンピューター断層撮影）検査・MRI（磁気共鳴画像）検査

どちらも体の断面を撮影する検査です。CTでは〝X線〟、MRIは〝強い磁場〟と〝電波〟を使って画像を写し出します。輪切り、縦切りなど、さまざまな方向から腹部を確認できる点が長所です。子宮内膜症を発見するだけではなく、卵巣がんなどの悪性腫瘍との鑑別（診断の区別）も可能です。

●年齢・症状・妊娠の希望を踏まえて治療を選択

子宮内膜症で病院を受診した時、一般的に行われる標準的な治療法について説明しましょう。標準的な治療法は、大きく薬物療法と手術療法に分けられます。

薬物療法の主体は、ホルモン剤（ピル）を使って一定期間、人工的にエストロゲンの分泌《ぶんぴつ》を抑えようとするものです。月経と排卵を止め、妊娠している状態に近くする方法によって、症状の軽減や解消、病巣《びょうそう》の縮小を期待します。また、漢方薬単独で治療する場合も増えています。一方、手術療法は、子宮内膜の病巣や癒着を取り除くものから卵巣や子宮を全部摘出する方法まで、目的や病状によってさまざまなものがあります。

現代の医学では、子宮内膜症を完治させるには「閉経を待つ」「卵巣と子宮をすべて摘出する」という二つ以外に方法はないとされています。実際に、そのほかの方法では完治は非常に困難です。

薬物療法を行えば、一時的に病巣が縮小したり、中には消失したりすることもあります。しかし、残念ながら、多くの患者さんが再発してしまうのが実状です。手術にしても、病巣の一部分を取り除いたり、癒着を取ったりする全摘以外の方法は再発するリスクをまぬがれません。

当然ですが、妊娠を希望する出産年齢にある人が卵巣や子宮を摘出するわけにはいきません。とはいえ、激痛がなくなるのを閉経まで漫然と待っているわけにもいきません。子宮内膜症の治療は、薬物療法と手術療法を組み合わせ、閉経までの期間でいかに症状をコントロールしていくかがポイントになります。子宮内膜症の治療法の中で、どういう治療をどの時期に行ってほかのどんな治療法と組み合わせるかは、患者さんの年齢や症状、進行度、妊娠の希望の有無などで判断します。特に若い女性の場合は、治療法の選択いかんによっては、その後の人生計画の変更を余儀なくされることもあります。

●低用量ピルによる治療

いわゆるピル（経口避妊薬）を服用する治療法を「偽妊娠《ぎにんしん》療法」といい、現在の薬物療法の第一選択肢となっています。ピルとは、女性ホルモンの一種であるエストロゲンとプロゲステロンを合わせた薬です。服用することで、体内のホルモンバランスを妊娠した時と同じような状態にすることができます。そうすることで、排卵が抑えられて生理も止まり、子宮内膜の増殖を抑制することが期待できます。

ピルは一日一回、決まった時間に服用します。三週間継続したら一週間休止します。

一週間の休止期間に出血がありますが、通常の生理とは異なり、排卵自体は抑えられています。したがって、月経血の量を減らすことにもつながるのです。

また、後述するＧｎ－ＲＨアゴニスト療法と比較すると、ピルの副作用は軽いといわれています。生理痛を和らげる効果もあるため、現在は多くの医療機関で使用されるようになっています。たいへん有効な低用量ピルでの治療ですが、血栓症《けっせんしょう》を発症する可能性があることを忘れてはいけません。

●更年期のような強い副作用を伴う点鼻薬・注射薬

子宮内膜症のホルモン療法の第二の選択肢として「Ｇｎ－ＲＨアゴニスト療法」と呼ばれる治療法があります。生理・排卵を止め、人工的に閉経状態を作りだそうとする治療法で、「偽閉経療法《ぎへいけいりょうほう》」とも呼ばれます。生理を止めて症状を抑えるだけではなく、子宮外で増殖している子宮内膜の縮小・消失を期待して行われます。

Ｇｎ－ＲＨアゴニスト療法には、粘膜《ねんまく》から吸収させる点鼻スプレーと、皮下注射の二つの方法があります。生理が完全に止まって生理の出血が少量になる頃から、副作用として更年期の症状が現れます。ほてりやのぼせ、発汗、冷え、肩こり、不眠、頭痛、頭重感《ずじゅうかん》、膣の乾燥、イライラ、不安など、更年期特有のさまざまな不定愁訴《ふていしゅうそ》が現れます。また、骨量の低下をもたらし、骨粗鬆症《こつそしょうしょう》（骨の内部がスカスカになって折れやすくなる病気）を招くことがあります。

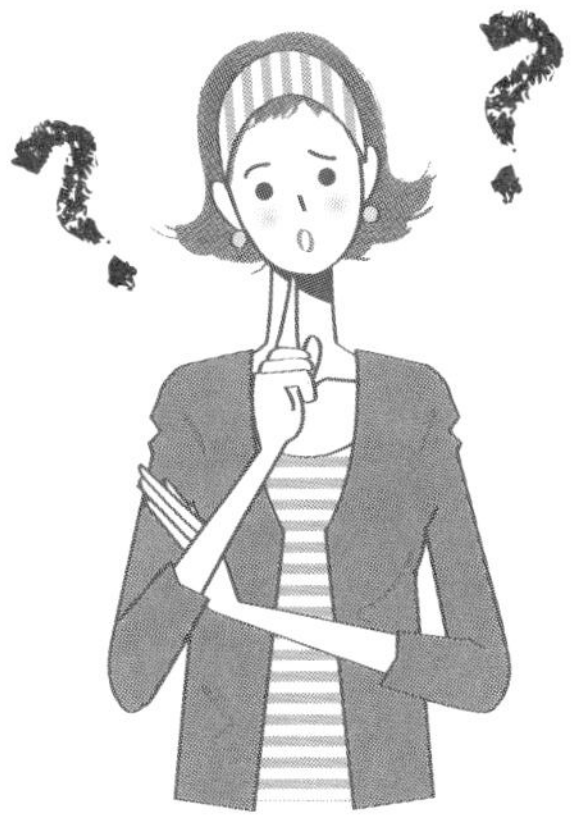

コラム④

低用量ピルは副作用として血栓症の可能性あり

2013年の日本産婦人科学会の報告では、低用量ピル（経口避妊薬）の副作用として発症した血栓症《けつせんしよう》によって5年間で11人が死亡し、361人が重症だったことが判明しました。可能性はごくまれだとはいえますが、低用量ピルは血栓症のリスクを3～5倍引き上げるといわれています。日本産科婦人科学会の「低用量経口避妊薬の使用に関するガイドライン（第2版）」によると、低用量ピルに含まれる成分には体内の血栓性素因（血栓ができやすい体質）を顕在化させる作用があるとされています。

血栓ができやすい体質の場合、低用量ピルの服用は避けるか、慎重に服用することが推奨されています。気になる方は産婦人科などに相談してみましょう。

低用量ピルを服用する場合は、血栓が起こらないような生活を送ることが大切です。服用時におすすめなのが、抗血栓作用の強い野菜の摂取です。抗血栓作用が強いのはホウレンソウ、パセリ、ニンニクと報告されています。次いで、ニラ、シュンギク、カブ、トマト、カイワレダイコン、ナガネギ、ニンジンが続きます。ニンニク、ニラ、ナガネギに含まれるネギ類特有の辛みやにおいの成分（含硫《がんりゆう》化合物）には抗血栓作用があります。また、日本と英国で行われた実験では、タマネギ、リンゴ、ジャガイモを3ヵ月摂取すると血栓ができやすい状態を抑制することが分かりました。これらの野菜をとることによって血栓の形成を抑制する効果がもたらされることは十分に考えられますが、その効果がどの程度かは明らかではありません。また、すでに患っている血栓症などは野菜摂取だけで改善されるわけではありませんのでご注意ください。

血栓症に注意

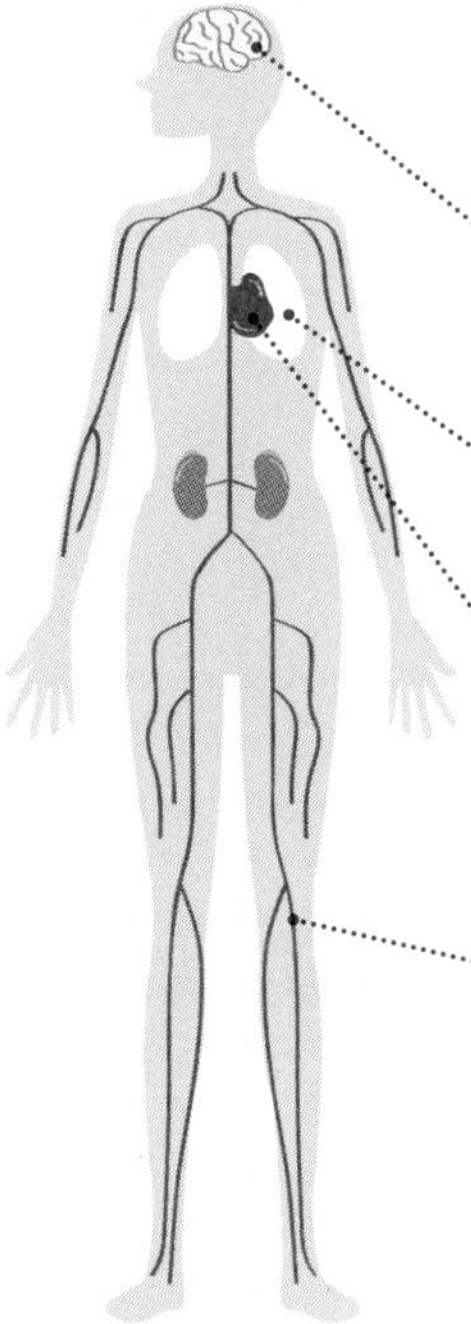

代表的な血栓症

脳
脳卒中《のうそつちゅう》
(脳梗塞《のうこうそく》・脳塞栓《のうそくせん》)

肺
肺血栓塞栓症《はいけつせんそくせんしょう》

心臓
心筋梗塞《しんきんこうそく》
狭心症《きようしんしよう》

血管
深部静脈血栓症《しんぶじようみやくけつせんしよう》
末梢動脈疾患《まつしようどうみやくしつかん》

血栓が生じるしくみ

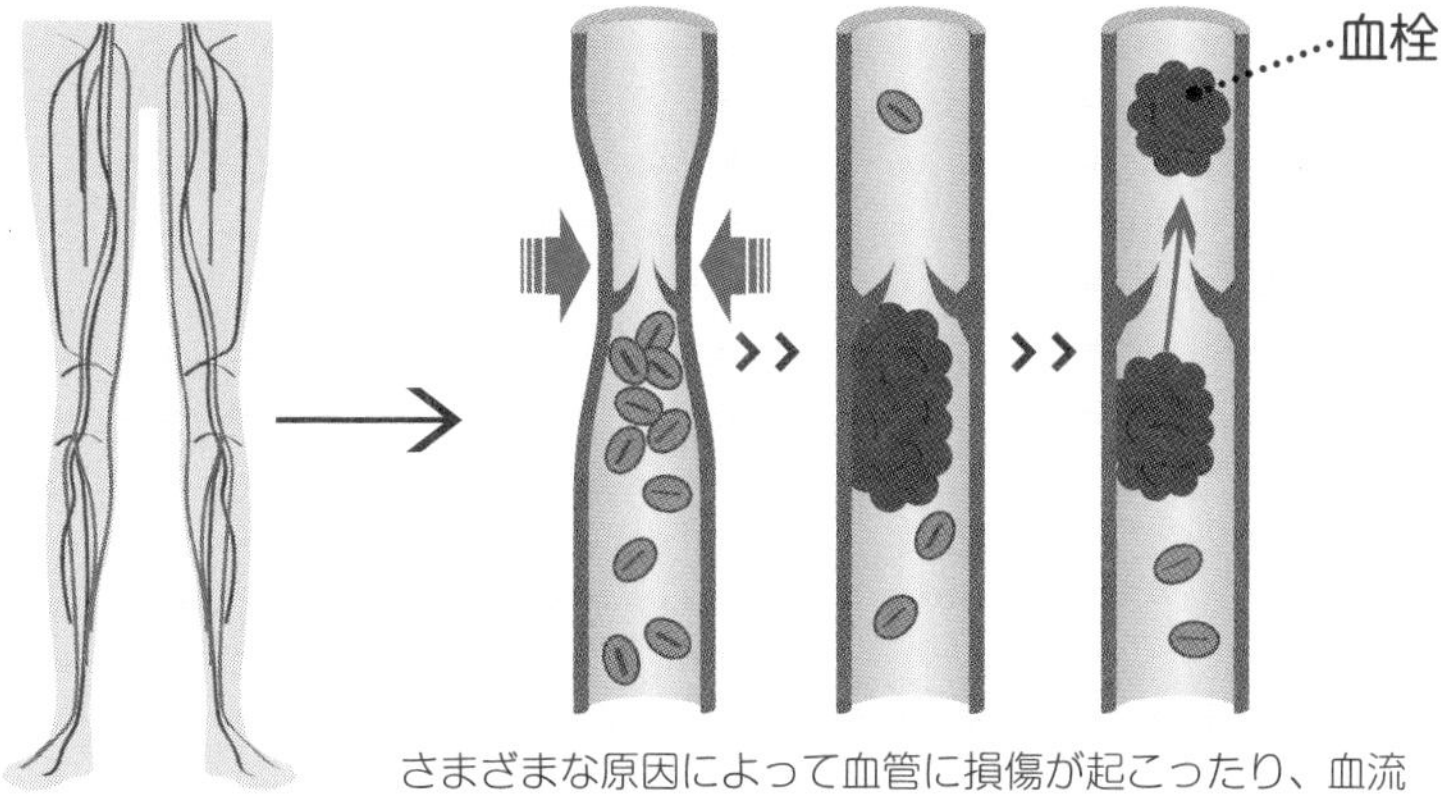

さまざまな原因によって血管に損傷が起こったり、血流の速度が低下したりすることで血栓(血の塊)が生じる。血栓は脳梗塞や心筋梗塞などの原因として知られる

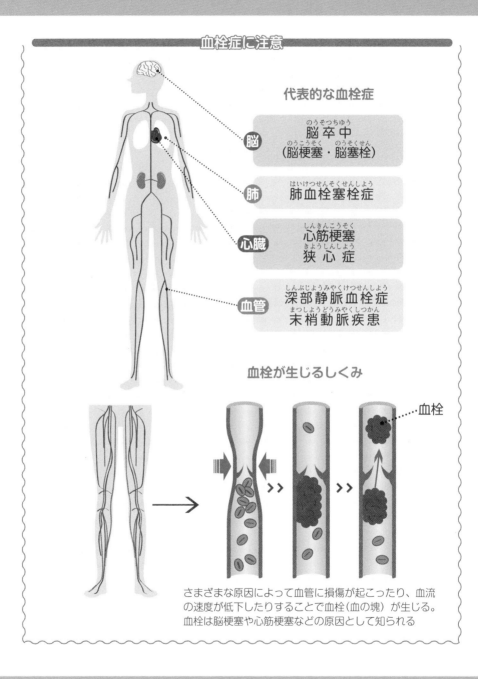

●手術療法は保存・準根治・根治の三段階

手術療法には、大きく分けて三段階があります。卵巣と子宮を残す「保存手術」、一部（片方）の卵巣を残す「準根治手術」、卵巣と子宮を全部摘出する「根治手術」という段階です。保存手術や準根治手術では術後も卵巣が機能しているため、体内に残っている子宮内膜から出血が起こり、痛みなどの症状が再発して病巣が増大することがあります。

本来、病巣の取り残しがなければ、手術によって一時的には子宮内膜症が改善するはずです。ところが、病巣の細かいものは数ミリ単位と非常に小さく、手術で完全に取り切ることは不可能といっても過言ではありません。したがって、手術後に薬物療法が行われるのが一般的です。

手術療法のうち、最も完治させる方法に近いものは根治手術です。左右の卵巣と子宮だけではなく、癒着や子宮内膜が見られる部分をすべて除去する根治手術は、子宮内膜の病巣をほぼ完全に除去でき、再発することはありません。ただし、卵巣も全部摘出するために妊娠は不可能になり、術後に更年期障害が現れるという大きなデメリットがあります。基本的に、年齢が高く閉経までに間がない人にすすめられますが、若くても重症で癒着がひどければ根治手術を選択せざるをえない場合もあります。根治手術をすると更年期障害が生じるため、術後にホルモン療法を行って更年期障害が現れるのを防ぎます。

●負担の少ない腹腔鏡手術

手術にはおなかを開く「開腹手術」と、おなかに小さな穴を開けて細い管を通して行う「腹腔鏡《ふくくうきょう》手術」があります。腹腔鏡を使った手術は、開腹手術に比べて体への負担は格段に軽く、入院期間も短くてすむという大きなメリットがあります。一方で、おなかの中を調べる範囲が限られているため、小さな病巣やダグラス窩《か》などの深い部分にできた病巣は見つけにくいのが難点です。

●再発率が高く副作用が避けられない標準治療

現在行われている子宮内膜症の標準的な治療について、ひと通りご紹介しました。説明したように、子宮内膜症を完治させる治療法は、現在のところ、ほとんどありません。腹腔鏡による手術は負担が少ない治療ですが、病巣が残りやすいという難点があります。また、ホルモン療法が主体の薬物療法には副作用がつきもので、使用を中止すると大半が再発を余儀なくされます。最後の手段として、子宮・卵巣を全部摘出する手術が選択されます。完治を目指すには有効な手段ではあるものの、妊娠・出産年齢にある人にとってこの治療法が最善といえるのか疑問が残ります。

子宮内膜症は環境の変化によって発症する病気として、今後さらに増えつづけると私は考えています。生理がある女性なら誰でもかかりうる病気と理解・認識してください。残念ながら、現代の医学では副作用がない子宮内膜症の治療法は確立されていません。多くの女性たちが苦痛に耐えて治療を受けているのが実状です。

解剖学者の養老孟司《ようろうたけし》先生が「一つの薬で病気が治るなどとは思えない。人間のシステムはそんな単純なものではない」といっておられたのを聞いて、さすがは人体の構造を究めた学者だと感心しました。子宮内膜症の現在の治療法がまさにそうです。私たちは、薬ともっと上手に付き合うために、薬の限界を知っておく必要があります。

三十六歳のAさんのケースをご紹介しておきましょう。Aさんは、子宮内膜症と診断され、Gn-RHアゴニスト療法の点鼻スプレーの治療を三クール受けました。副作用にはずいぶん悩まされたようでしたが、毎月あった地獄のような生理痛よりはましだったそうです。しかし、再発してしまい、今度はGn-RHアゴニスト療法の注射を六回受けました。今度は体の節々に痛みが起こり、別の医師に診《み》てもらったところ、骨粗鬆症になっていることが判明したのです。

彼女のような患者さんは全国に数多くいます。激しい生理痛を解消するためとはいえ、このような治療法が果たして患者さんのためになるといえるのでしょうか。現代医学の子宮内膜症の薬物療法をひと言で述べるなら、副作用は避けられず、症状も改善せず、大半が再発してしまうという、医師も患者もため息が出てしまう深刻な状況といえるでしょう。

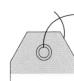

副作用のない治療法を求めて

●症状の上手なコントロールを目指す

子宮内膜症の薬物療法で起こる副作用には、大半の患者さんが悩まされています。副作用があっても治療後によい状態が保てるのならまだしも、多くが二年ほどで再発し、つらい症状に悩まされているのです。「よくなるかもしれない」という期待を持って強い副作用に耐えたのに、いったいなんのための治療だったのかと疑問を抱くのは当然でしょう。

完治しなくても、せめて副作用がなく、病気をうまくコントロールできる治療法があれば、患者さんは精神的にも救われるはずです。子宮内膜症の標準治療に対して以前から疑問を持っていた私は、副作用がない治療を研究するようになりました。

●副作用のない漢方療法

私は、副作用が少なく、完治に近い状態へ導くための方法を探すようになりました。そして、最終的に「植物の力」こそが子宮内膜症を改善に導く救世主であると確信したのです。私がたどり着いた植物の力とは「漢方療法」「台湾《タイワン》ハーブ療法」「穀菜果《こくさいか》食《しょく》の食事療法（植物性食品を中心とした食事療法）」の三つです。

漢方の考え方では、月経困難症や子宮内膜症、子宮筋腫《しきゅうきんしゅ》などの生理が関係する病気は「瘀血《おけつ》」で起こると考えます。瘀血とは、血液の流れの異常で、全身を巡るべき血液が停滞したり、漏れたりした状態（出血）のことです。血液は全身を巡っているため、瘀血もさまざまな病気を引き起こします。漢方薬の原材料となる天然の草根木《そうこんもく》皮《ひ》である生薬《しょうやく》には、瘀血を改善する駆瘀血《くおけつ》作用を持っているものがたくさんあります。駆瘀血作用を持っている生薬を組み合わせた漢方薬は「駆瘀血剤」と呼ばれています。

●すべての人に効く漢方薬はない

駆瘀血剤のうち、女性の生理が関係する病気や症状によく用いられるものに「桂枝《けいし》伏苓丸《ぶくりようがん》」や「当帰芍薬散《とうきしやくやくさん》」「加味逍遥散《かみしようようさん》」「芍薬甘草湯《しやくやくかんぞうとう》」などがあります。

漢方の処方は「証《しよう》」にのっとって行われます。証とは、人それぞれの体質（体力、抵抗力、症状の現れ方の違いなど）を示す指標です。例えば、「虚証《きよしよう》」というのは虚弱で冷えを感じるタイプの人、「実証《じつしよう》」は体が丈夫でのぼせやすいタイプ、虚証と実証の中間にあたる「中間証《ちゆうかんしよう》」というのもあります。先ほど挙げた駆瘀血剤を処方する場合は、桂枝茯苓丸は実証の人に、当帰芍薬散は虚証の人に、加味逍遥散は中間証の人に用いることになります。

子宮内膜症に対する漢方薬の効果についての報告をご紹介しましょう。大阪市立大学医学部（現・大阪公立大学）のグループは、第二二回日本エンドメトリオーシス学会（当時は研究会）で漢方薬を使用した症例を発表しています。

同大学医学部のグループは、Ｇｎ－ＲＨアゴニスト療法後に再発した子宮内膜症患者二人と子宮腺筋症《せんきんしよう》患者一人に対し、漢方薬の芍薬甘草湯エキスと当帰芍薬散エキスを投与しました。治療前、三十二歳の子宮内膜症の患者さんは、ダグラス窩に著明な圧痛（押すと感じる痛み）がありました。子宮の動きも著しく制限されていましたが、芍薬甘草湯と当帰芍薬散を服用したところ、経血量に変化はなかったものの、生理痛が完全に抑えられて不正出血も消失。冷え症も完治したそうです。二十六歳の子宮内膜症の患者さんは重症で、ダグラス窩に圧痛を伴う硬結《こうけつ》（しこり）があり、子宮の動きが制限されていました。そこで、芍薬甘草湯と当帰芍薬散の投与を八ヵ月続けたところ、経血量は変化しませんでしたが、生理痛が軽快しました。四十六歳の子宮腺筋症の患者さんは、最初に桂枝茯苓丸と当帰芍薬散が処方されたものの、効果がありませんでした。ところが、芍薬甘草湯と当帰芍薬散に切り替えた結果、生理痛が軽快し、経血量もやや減少したのです。

大阪市立大学の発表に限らず、日本東洋医学会などの漢方の学会では、漢方薬は子宮内膜症に対して有効であるという報告が数多くされています。私も今後の漢方療法の成果に大きな期待を抱いています。しかし、一人の患者さんに効果が得られたからといって同じ病気の患者さんすべてに効くとは限らないのが漢方の難しさでもあります。漢方は一人ひとりの証に合わせたオーダーメードの治療が基本ですので、やむをえないのかもしれません。

●台湾ハーブのサプリメントを独自に開発

漢方薬以外で子宮内膜症に有効な方法を求めた私は、漢方とは配合や処方が異なる生薬（薬草）に目を向けました。日本や中国に子宮内膜症に有効な薬草がないかと文献やデータを探し、現在利用している薬草療法に行き着いたのです。これは、カナダ在住の中医師（漢方医）であるヤオ・フェイ・リン先生の実家で代々引き継がれてきた処方です。台湾産の数種類の薬草が配合されており、月経困難症の痛みに非常に効果があるのです。さらに、それまで不妊に悩んでいた女性が子どもに恵まれることも多く、「子宝の薬」といわれているというではありませんか。

リン先生の薬草に非常に興味を引かれた私は、台湾産の薬草に関する資料を入手して調査しました。そして、薬効に確信を深め、すぐに台湾に行ってみることにしたのです。台湾南部に位置する嘉義《かぎ》市の薬草園を見学し、薬草栽培の方法や加工法について説明を受けました。説明を聞いた私は、この薬草の加工法に驚きを隠せませんでした。リン先生は、薬草を発酵《はっこう》・焙煎《ばいせん》させるという現代の生化学から見ても理にかなった独創的な方法を用いていたのです。一般的に、植物は発酵させることで含んでいる成分を余すことなく抽出でき、さらに新しい作用が生まれることがあります。また、この発酵・焙煎のプロセスを取り入れることで副作用も軽減することが期待できるのです。

この薬草を入手し、子宮内膜症の患者さんに服用してもらったところ、一ヵ月後には早くも効果が現れはじめました。この薬草を試した最初の患者さんは、大学病院などでGn-RHアゴニスト療法をはじめとする薬物療法を受けた後、子宮内膜症が再発。腫瘍マーカーのCA-125は三二二（正常値四〇以下）になっていました。ところが、この薬草を服用してから一ヵ月後の検査ではCA-125の数値が五〇にまで低下し、生理痛もなくなったと話していました。この即効性には、専門医である私ですら目を見張るばかりでした。

●学会発表で認められ医学的に裏づけられる

私はその後、リン先生と「アメリカセンダン草」「ミカンの粉末」「ノミノフスマ」「ジシバリ」「ヨルガオの芽」という五種類の薬草を共同で研究し、改良を加えた生薬「台湾ハーブ」を開発しました。以来、今日まで子宮内膜症の患者さん延べ五〇〇〇人に処方してきました。台湾ハーブの研究結果については、一九九九年の第一〇回国際東洋医学会、二〇〇〇年の第五回代替療法シンポジウム（ハワイ）で発表しました。さらに、二〇〇一年一月には、第二二回日本エンドメトリオーシス学会（当時は研究会）で臨床試験の成果を発表しています。

台湾ハーブに含まれる5種類の薬草

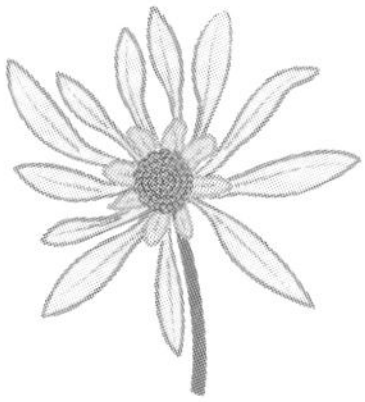

アメリカセンダン草
キク科の一年草。浄血、解毒作用のほか、鎮痛作用、血流を改善する作用がある

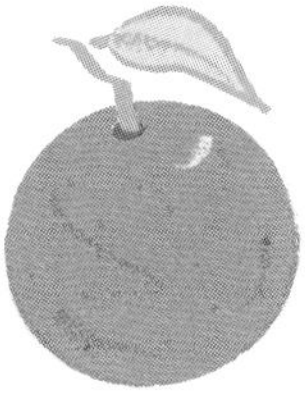

ミカンの粉末
多くの薬理作用が報告されている。疲労回復作用、肝機能向上作用、鎮痛作用のほか、胃腸の働きを高める作用がある

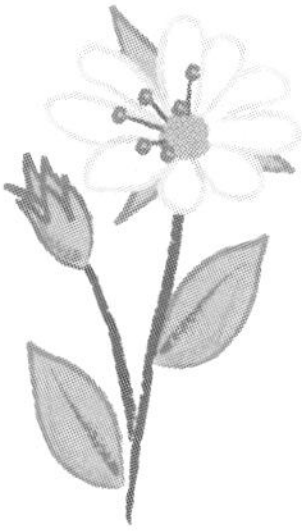

ノミノフスマ
キク科の多年草。解熱・解毒、血尿・血便の解消、浄血、利尿作用がある。出産後に起こりやすい月経不順の解消も期待できる

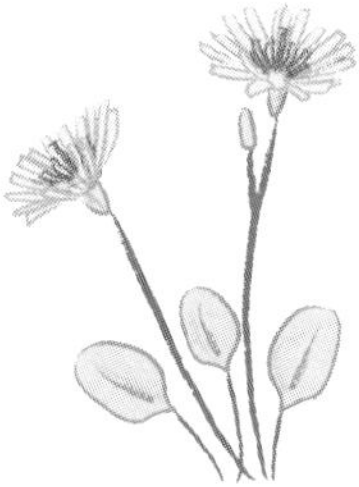

ジシバリ
キク科の多年草。肝機能向上作用、解熱・解毒作用がある。腫れ物にも活用されてきた

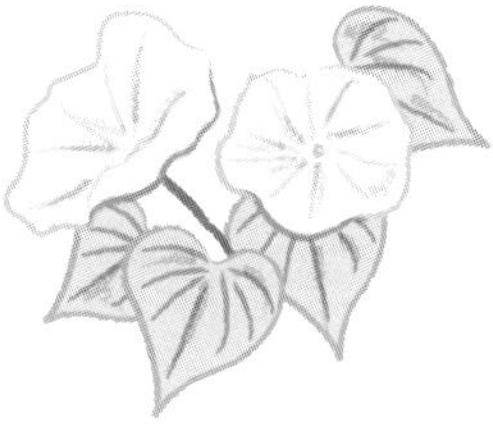

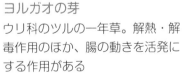

ヨルガオの芽
ウリ科のツルの一年草。解熱・解毒作用のほか、腸の動きを活発にする作用がある

台湾ハーブによる子宮内膜症の改善効果

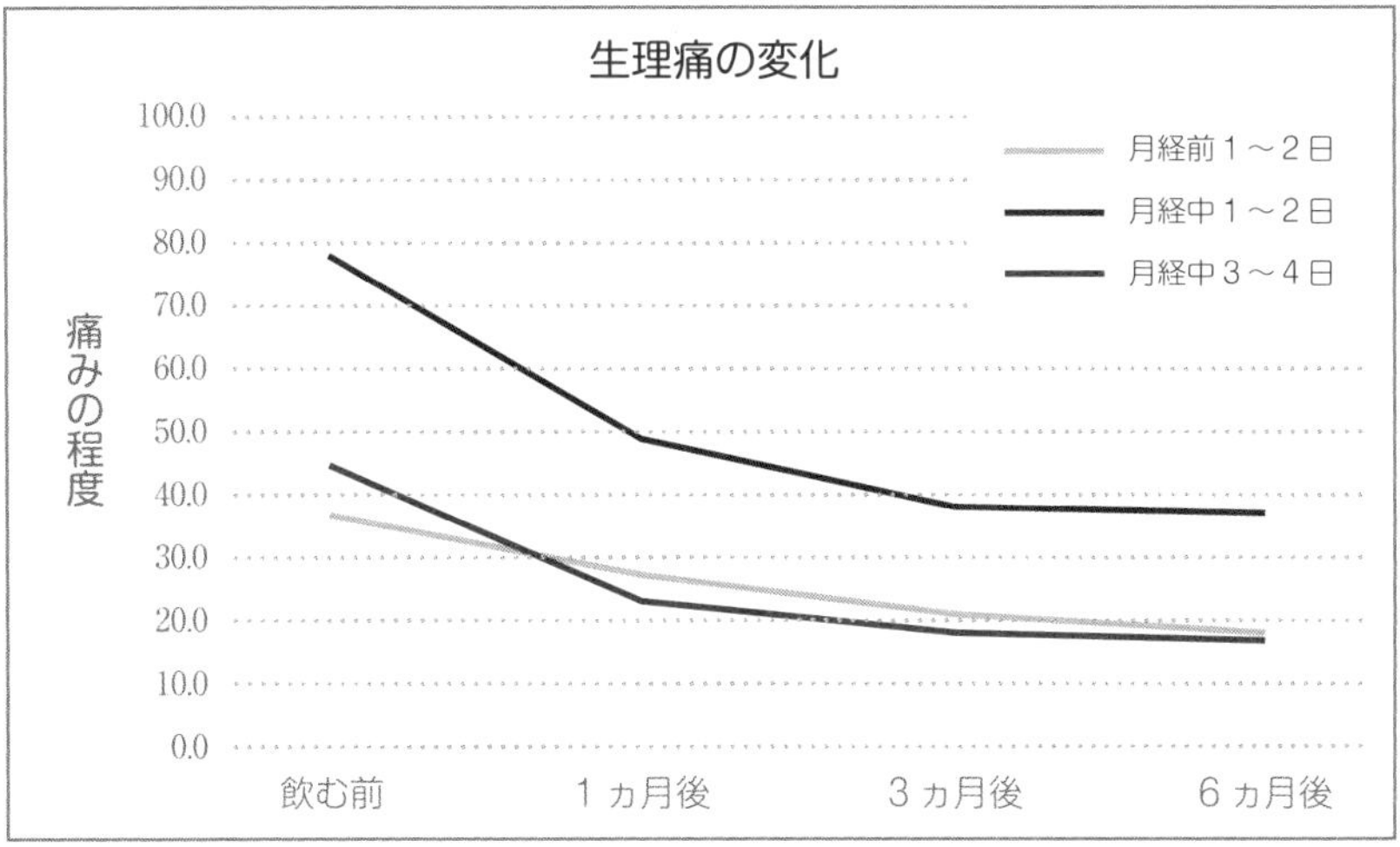

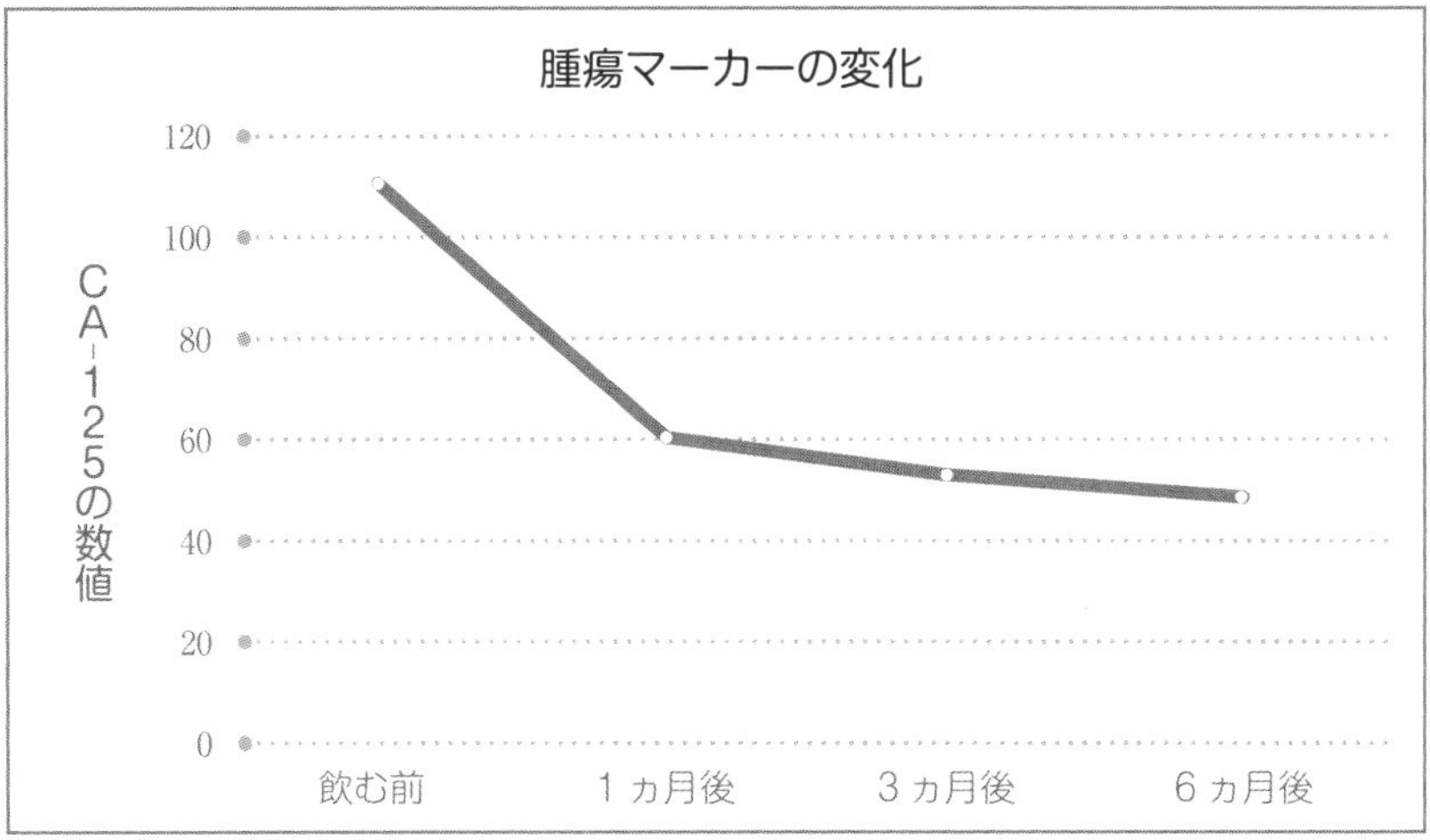

子宮内膜症、卵巣チョコレート嚢胞、療法を合併している患者さん 20 人（年齢は 22 ～ 45 歳）に台湾ハーブを試してもらった結果。徐々に痛みが軽減し、6 ヵ月後には痛みが半減。腫瘍マーカーの CA-125 も有意に低下した

台湾ハーブによる子宮腺筋症の抑制効果

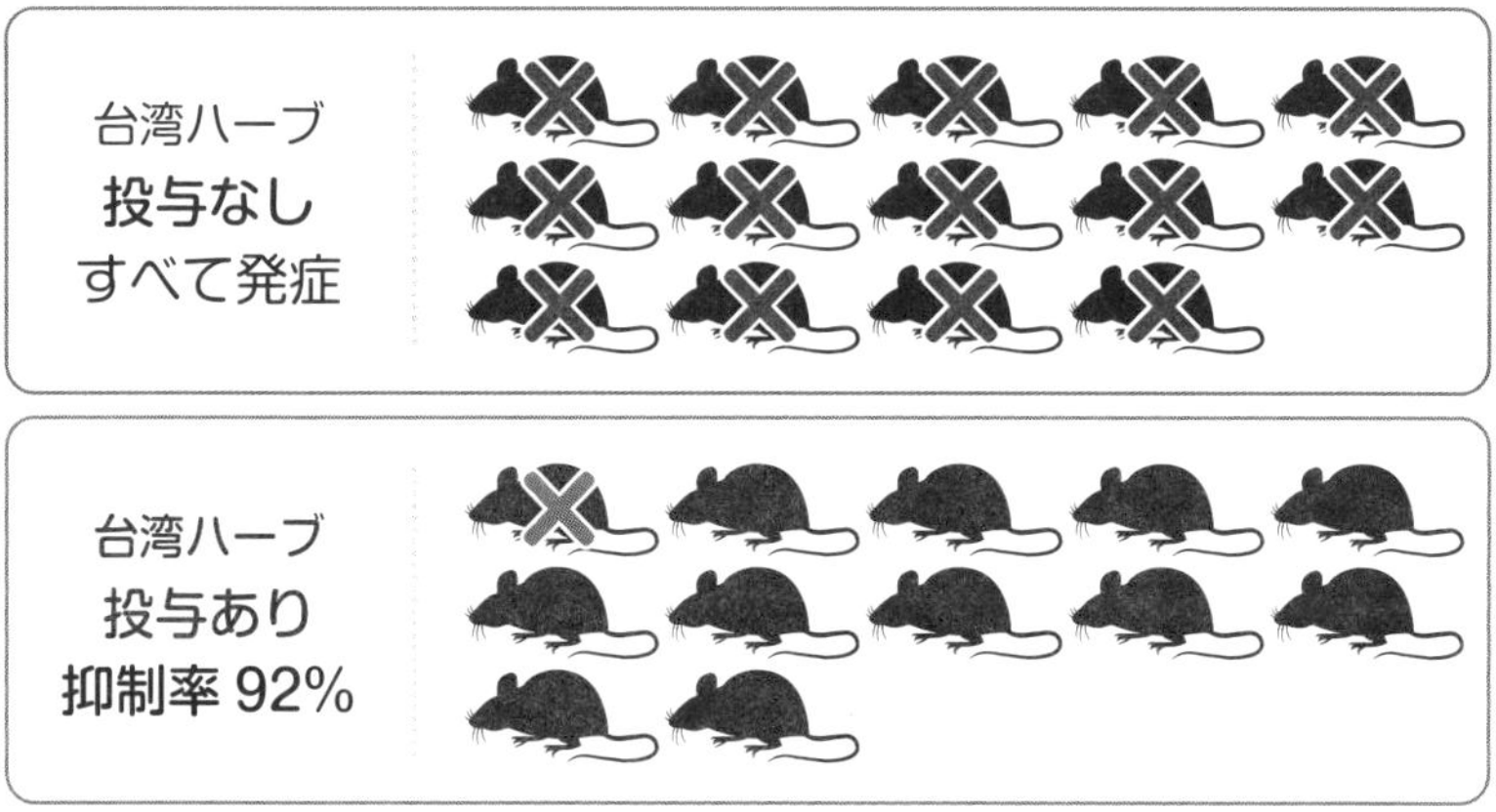

子宮腺筋症を発症しやすい状態にしたマウスに台湾ハーブを与えた後、2つのグループに分け、一方には台湾ハーブを継続して与え、もう一方には与えなかった。約2ヵ月後、台湾ハーブを与えなかったマウスは14匹すべてで子宮腺筋症が発症。台湾ハーブを与えたグループでは12匹のうち11匹で発症が抑えられた

発表内容について解説しましょう。

この試験にご協力いただいたのは、子宮内膜症と卵巣チョコレート嚢胞の患者さん二〇人（二十二～四十五歳）です。台湾ハーブを半年間摂取してもらい、生理痛の変化を調査しました。調査の結果、全員で痛みの改善が徐々に見られ、半年後には痛みが激減したのです。

日本エンドメトリオーシス学会は子宮内膜症の専門の学会です。この学会では毎回さまざまな研究発表が行われていますが、ハーブで過去にこれほど成果が得られたという報告はありません。子宮内膜症の治療と

研究に貢献したと評価された私は、光栄にも「優秀演題賞」を受賞しました。多くの悩める患者さんのため、今後も精進するようにとの激励が込められた表彰であり、身が引き締まる思いがしました。

台湾ハーブの効果は動物実験でも確認されています。私は東京大学大学院理学系研究科教授（当時）の守隆夫《もりたかお》先生と共同で実験を続けてきました。その過程で、台湾ハーブをエサに混ぜたマウスでは、子宮腺筋症がほとんど発生しないことが分かったのです。動物実験の結果がそのまま人間に当てはまるわけではありませんが、この実験からも台湾ハーブの有効性が認められます。

●子宮内膜症の症状を改善し病巣も縮小

台湾ハーブの最大の効果は、なんといっても生理痛が軽くなることです。早い人では、服用を開始してから次の生理で痛みの軽減を実感した人もいます。長年悩みつづけた生理痛がなくなったことで感激する患者さんもいれば、痛みが少し軽くなった程度という患者さんもいるなど、痛みの感じ方は人それぞれですが、生理痛に変化が見られることは確かなようです。また、生理痛以外にも、腰痛、頭痛、めまい、吐き気などの症状が改善したという人も高い割合で見られます。さらに、過多月経が改善して経血量が減ったという人をはじめ、月経の周期が正常になったという人もいます。とはいえ、経血量や月経の周期については個人差が非常に大きく、まったく変わらないという人や、月経周期が長くなったという人も見られます。

台湾ハーブの効果を検査で確認できた例も少なくありません。子宮腺筋症や卵巣チョコレート嚢胞の病巣が縮小した人もいます。また、血液検査で腫瘍マーカーが正常になる人もいます。一方で、症状の改善はあったものの、数値には変化がない人もいます。台湾ハーブだけの効果かどうかは分かりませんが、難治性の不妊に悩んでいた人が妊娠した例も複数確認しています。

●副作用がほとんどなく体質から根本改善できる

台湾ハーブには副作用はほとんどありません。唯一、軟便になったり、人によっては下痢《げり》をしたりすることがあります。これらの症状は、悪いものにあたって起こる下痢や胃腸の働きの低下による下痢とは異なります。

私は、台湾ハーブが腸のぜん動運動（腸の内容物を肛門《こうもん》のほうへ送り出す働き）を活性化し、腸内を掃除《そうじ》しようとした結果であると認識しています。前述したように、台湾ハーブの使用によって改善したと思われる症状は、生理痛だけではありません。便秘や肌荒れなど、多くの女性が悩む症状にとても有効であるようですが、これは腸内の腐敗物や老廃物の排出が促進されたからだと考えられます。また、「風邪《かぜ》を引きにくくなった」「花粉症が起こらなくなった」「体調全般が改善された」という報告も数多くあります。身体的な改善だけではなく、精神的な効果も報告されています。「落ち込むことがなくなり、治療に前向きに取り組めるようになった」と喜ぶ人はたくさんいます。精神的な変化は、痛みなどの症状が改善したことによるものだと思われます。

不思議なことに、台湾ハーブに含まれる五種類の薬草は、一般的に生理が関係する病気に用いられる漢方処方には含まれないものばかりです。私は漢方や生薬の専門家ではないので詳しいことは分かりませんが、抗酸化作用や免疫系を正常化させる働きがあるのだと思われます。おそらく、瘀血を改善する作用もあるのではないでしょうか。台湾ハーブは、女性の心身にとても効果的な、女性のためのハーブといえるでしょう。

●効き目に個人差があり適用量は人それぞれ

私が使用している台湾ハーブは小さな粒状に加工され、一日数回に分けて飲むようにおすすめしています。私の経験では、一日六〜一二粒ほどの量を飲まなければ効果があまり期待できないように感じています。とはいえ、子宮内膜症の症状や体質には個人差がありますし、いきなり飲む量を増やすと軟便や下痢が起こることも考えられます。最初は一日一粒程度から始めて飲む量を徐々に増やしていき、最終的に自分にとっていちばんいいと思われる量を見つけ出していきましょう。患者さんによっては「六粒では効果がなく、八粒に増やしたら急に効きはじめた」という人もいます。また、長期間使用している人の中には、三粒ぐらいで効果が現れている人もいます。最適な量は、試してみなければ分かりません。

台湾ハーブは、単独でももちろん効果を発揮しますが、子宮内膜症の治療を受けている人が併用すると大きな効果を発揮します。台湾ハーブとＧｎ-ＲＨアゴニスト療法を併用すれば、症状の改善・解消や病巣の縮小効果が高まるとともに、Ｇｎ-ＲＨアゴニスト療法の副作用の軽減効果も期待できるでしょう。

第二章

子宮内膜症を防いで治す
ライフスタイル

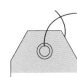

子宮内膜症を食事で治す

●穀菜果食が体内のダイオキシンを排出する

私は、食事から摂取される環境ホルモンが子宮内膜症の重大な原因と考えています。環境ホルモンが子宮内膜症の発症原因の一つであると仮定すると、野菜の摂取が不可欠だといえるでしょう。

ダイオキシンなどの環境ホルモンは、取り込まれてから体内の脂肪組織などに吸収されると、容易には排泄《はいせつ》されないといわれています。これに関して、摂南《せつなん》大学の宮田《みやた》秀昭《ひであき》教授（当時）は、著書の中で緑黄色野菜に多く含まれる「クロロフィル（葉緑素）」が排毒に有効であると述べています。実際に、高濃度のダイオキシン類が食品に含まれていた食中毒事件である「カネミ油症」の患者さんに対して、厚生労働科学研究油症研究班も野菜や果物などの抗酸化物質を多く摂取することを推奨しています。

また、ビタミンAが子宮内膜症の予防や治療に役立つことが確認されています。

四四ページでご紹介した守隆夫《もりたかお》先生の研究グループが行った動物実験では、ビタミンAを豊富に含むエサを与えた母ネズミから生まれた子ネズミは、環境ホルモン（ビスフェノールA）の悪影響をまぬがれたという注目すべき結果が確認されています。また、札幌医科大学産婦人科の藤井美穂《ふじいみほ》先生（当時）のグループは、ビタミンAが子宮内膜症、子宮腺筋症《しきゅうせんきんしょう》に有効であると、第二二回日本エンドメトリオーシス研究会で発表しています。

以上のような報告を踏まえ、私は、子宮内膜症の患者さんに穀菜果食をおすすめしています。野菜には体内の環境ホルモンの排泄を促す作用があり、穀菜果食を続けることが子宮内膜症の予防・改善に非常に有効なのです。

●エストロゲン拮抗作用のある成分を摂取する

子宮内膜症の発症には、女性ホルモンの一種であるエストロゲンが深く関わっています。アメリカの文献では、大豆《だいず》などに含まれる「イソフラボン」という成分にはエストロゲンに拮抗《きっこう》する作用があり、体内で環境ホルモンをブロックしてくれる可能性があると報告されています。植物にはエストロゲンと似た働きをする物質が含まれており、これを「植物性エストロゲン」と呼んでいます。その代表的なものが大豆に含まれるイソフラボンなのです。

栄養学に関して世界的に評価が高い学術雑誌『ザ・ジャーナル・オブ・ニュートリション』に興味深い記事が報告されていました。その記事によると、体内に取り込まれたイソフラボンは、体内で作られたエストロゲンと競合して細胞内のエストロゲン・レセプター（受容器官）と結びつこうとするというのです。つまり、体内にある作用が強いエストロゲンの代わりに、それと比較して作用の弱い植物性エストロゲンがレセプターを占拠するため、エストロゲンによって引き起こされる子宮内膜の増殖や子宮筋腫の増大をある程度抑えることができるというのです。また、大豆製品にはエストロゲンのレセプターそのものを減少させる働きがあることも分かっています。さらに、植物性エストロゲンが環境ホルモンをブロックする確かな証拠も発見されています。このように、栄養価が高い植物性食品として知られる大豆が子宮内膜症の予防・改善に有効だと考えられるのです。

大豆のイソフラボンのほか、エストロゲンの働きを抑えるのに役立つ食品として、ビタミンBやビタミンEを含む食品が挙げられます。体内の余分なエストロゲンは肝臓で分解されます。肝臓の働きが低下するとエストロゲンが十分に分解されず、余ったエストロゲンが体内で悪影響をもたらすことになります。肝硬変《かんこうへん》（慢性的な炎症によって肝臓が硬くなる病気）になった男性の乳房《ちぶさ》が女性のように大きくなるのも、エストロゲンの作用によるものです。ビタミンBやビタミンEには肝臓の働きをよくする作用があり、エストロゲンの分解を助けてくれると考えられます。ビタミンB6やビタミンEを多く含んでいる食品に、玄米や豆類があります。また、野菜に含まれる食物繊維は、体内の過剰なエストロゲンを吸収して体外へ排出する働きがあるといわれています。穀菜果食は過剰なエストロゲンやダイオキシンを体外へ排出するのにとても有効であることが、科学的なデータからも裏づけられています。

●穀菜果食のすぐれた抗酸化作用が発症を抑制

私たちが呼吸によって取り入れた酸素の一部は、活性酸素に変化します。活性酸素は酸化作用の強い酸素で、体内に侵入してきた細菌やウイルスなどを攻撃するという一面もありますが、細胞を老化させたり、細胞内のＤＮＡを傷つけてがんを引き起こしたり、動脈硬化（血管の老化）を促進させたりと、体にさまざまな悪影響を及ぼします。米国エモリー大学産婦人科のアナ・マーフィー博士の研究によって、活性酸素が子宮内膜症と関わっていることが分かってきました。

私たちの体には、過剰になった活性酸素を除去する酵素《こうそ》が備わっています。ところが、年齢とともに酵素の働きが低下するため、活性酸素がさまざまな病気を引き起こしてしまいます。活性酸素の害を抑えるには、酵素に頼るだけではなく、活性酸素を除去する働きのある「抗酸化物質」を摂取することが大切なのです。抗酸化物質は植物に豊富に含まれており、β《ベータ》カロテンやビタミンC、ビタミンE、セレニウム、リコピンなどが知られています。また、βカロテンは体内で吸収される時にビタミンAに変化しますが、前述のように、ビタミンAがダイオキシンの排出に有効なことからも、子宮内膜症の予防・改善に有効であることがお分かりいただけるでしょう。

●痛みを増幅させる肉食や高脂肪食

エストロゲンはコレステロールを材料として作られるため、脂肪の多い食事がエストロゲンの分泌《ぶんぴつ》を促してしまいます。海外での複数の報告を踏まえても、子宮内膜症の予防のためには脂肪の摂取は極力控えたほうがいいでしょう。実際に、肉類や乳製品の摂取を完全に中止することによって、生理痛が二〜三周期のうちに半減することがあります。通常の人であれば一日のコレステロールの摂取量を三〇〇ミリグラム程度、コレステロール値の高い人であれば一〇〇ミリグラム程度に抑えることが理想的です。肉はたんぱく質を摂取する食品として評価されていますが、実際は鶏肉の一部以外、たんぱく質よりも脂肪を多く含んでいます。毎日たんぱく質を摂取しているつもりでも、実はせっせと脂肪を取り込んでいるのです。肉をどうしても食べたい時は、しゃぶしゃぶや鍋など、野菜の味を引き出すための「だし」として使う程度にするといいでしょう。

また、卵や卵製品、牛乳や乳製品も、コレ

コラム⑤

やはり活性酸素が関与していた

活性酸素とは、強力な酸化作用を持つ酸素で、私たちが呼吸によって体内に取り入れる酸素のうち、約３％の割合で発生します。体内に侵入した細菌やウイルスなどを撃退する働きがある一方で、過剰になるとさまざまな問題を引き起こします。

婦人科領域では、活性酸素は子宮内膜症《しきゅうないまくしょう》の発症・悪化、不妊症の原因として知られています。活性酸素を除去するためも、「穀菜《こくさい》果食《かしょく》」がおすすめです。抗酸化作用のあるサプリメントなども有効でしょう。

ステロールの摂取という点ではおすすめできません。卵一個にはコレステロールが二三五～二六〇《ミリグラム》も含まれており、当然卵黄を使った加工品や料理にはコレステールが多く含まれることになります。牛乳や乳製品も同じく、たんぱく質よりも脂肪やコレステロールの含有量のほうが非常に多いことを知っておきましょう。特に、チーズは六〇～七〇％が脂肪です。牛乳をがぶがぶと水代わりに飲んだり、チーズを毎日欠かさず食べたりする人はコレステロールの数値に要注意です。

　生理時のさまざまな不快症状を引き起こす「プロスタグランジン」の生成にも、肉類や乳製品が密接に関わっています。プロスタグランジンにもいくつかの種類があり、炎症を鎮めて筋肉をリラックスさせるタイプのプロスタグランジンの生成には、肉類に豊富なビタミンB_6が必要です。とはいえ、肉類や乳製品に豊富な脂肪酸は、プロスタグランジンの中でも筋肉を収縮させる作用のある「プロスタグランジンF2α《エフツーアルファ》」のもとになります。子宮内膜症の人がこれらの食品を摂取すると、子宮の筋肉の収縮で引き起こされる生理痛や炎症を悪化させるおそれがあります。

　また、肉類や乳製品を中心とした食生活は食物繊維の不足を招きます。高脂肪、低食物繊維の食事は、大腸がんや乳がんなどの原因になることが知られています。子宮内膜症の人はもちろん、がんの予防のためにもこれらの食品をとりすぎないほうが無難といえるでしょう。

●成人には必要のない動物性食品

「肉もダメ、魚もダメ。では、いったいなにを食べればいいの？」といいたくなるところですが、そもそも、人間は動物性食品をとらなくても健康を維持できるのです。私たちの体には、脂肪をうまく処理するしくみがないからです。一〇〇グラムの脂肪を食べると、九七グラムは体脂肪の形で私たちの体についてしまいます。体の脂肪となる食品を食べつづけているうちは、余分についた体の脂肪を減らすことはできません。

食物からとった脂肪は、血液に入る前にリンパ液に入ります。リンパ液とは、全身の臓器や細胞の隙間《すきま》を流れている透明な液体です。リンパ液は、心臓の強いポンプ作用で全身に送り出される血液とは異なり、脂肪を大量に運ぶ力がありません。リンパ液は免疫力を高める役割も担っていますが、脂肪を運搬することで免疫力を高める働きが低下します。つまり、高脂肪食によって、結果的に病気に対する抵抗力を弱めてしまうのです。脂肪はその後、リンパ液から血液にしみ出していき、血漿《けっしょう》（血液から血球成分を取り除いた液性成分）や赤血球などの血液中の細胞に付着してドロドロとした粘り気のある血液に変えてしまいます。常に高脂肪食を摂取していると、血液はドロドロになって酸素やほかの栄養分を送る働きが低下してしまいます。さらに、血液で過酸化脂質（コレステロールや中性脂肪といった体内の脂質が活性酸素で酸化されたもの）が増え、血管にダメージを与えて動脈硬化が起こるのです。

私の臨床経験では、チョコレート、カフェイン、タバコなど嗜好品《しこうひん》を日常的に摂取すると、生理痛や過多月経が引き起こされることが分かっています。一般的に、刺激が強いものや砂糖のとりすぎは、生理痛や月経前症候群（ＰＭＳ）を助長すると考えられます。さらに、動物性の脂肪と砂糖を同時に摂取するとコレステロール値も上昇します。子宮内膜症の予防・改善のためには、嗜好品や砂糖などの甘いものの摂取は極力避けるようにしましょう。

●生理痛を和らげる油のとり方

脂肪を摂取する場合、どのような脂肪酸から構成されているのか、つまり脂肪酸の組成が非常に重要となります。実際に、オメガ３系不飽和脂肪酸《ふほうわしぼうさん》とオメガ６系不飽和

コラム⑥

妊婦と水銀とマグロ

ダイオキシン以外に環境汚染によって女性の健康に悪影響を与える物質として「水銀」があります。魚や海産物には、妊婦さんに摂取してもらいたいたんぱく質や、胎児《たいじ》の成長に必要な「ＤＨＡ（ドコサヘキサエン酸）」「ＥＰＡ（エイコサペンタエン酸）」といったオメガ３系の多価《たか》不飽和脂肪酸《ふほうわしぼうさん》が豊富に含まれています。その一方で、一部の魚介類の摂取には注意が必要です。

「妊婦さんはマグロを食べないほうがいい」という言葉を聞いたことがあるかもしれません。クジラやイルカ、そして大型魚類の一部には、水銀が蓄積されています。厚生労働省は、妊娠中の方が一定以上の水銀量を摂取することで胎児の成長に悪影響がある可能性について注意を促しています。厚生労働省のホームページには、妊娠中の魚介類の摂取量などが分かりやすく記載されています。

普段、食物から取り込まれる水銀は、少しずつ体外に排出されるようになっています。ところが、妊婦さんが水銀を摂取した場合、胎盤《たいばん》を通して取り込まれた水銀を、胎児は排出することができません。

水銀を大量に摂取した場合、肺や腎臓《じんぞう》、神経組織（脳や脊椎《せきつい》を含む）、視力や聴力に影響が出る可能性があります。水銀中毒の事例としては、日本の水俣病《みなまたびょう》や、イラクの田園地域で広範囲に起こった水銀汚染が世界的に知られています。

脂肪酸の比率が、生理痛や子宮内膜症に影響を与えているというデータが公表されているのです。デンマークのオーフス大学のＢ・ドイチェ博士が一八一人の女性を調査した結果、食事中のオメガ３系不飽和脂肪酸が多いほど、もしくはオメガ３系不飽和脂肪酸とオメガ６系不飽和脂肪酸の比でオメガ３系脂肪酸の比率が高いほど、生理痛が少ないことを突き止めています。また、子宮内膜症を発症させた白ウサギにＥＰＡを投与したところ、子宮内膜症の程度が減少したという報告もあります。ＥＰＡはオメガ３系の脂肪酸で背の青い魚に多く含まれています。しかし、オメガ３系不飽和脂肪酸を多く含んでいる魚は、子宮内膜症の原因と考えられるダイオキシンに汚染されている可能性があるという別の問題があります。

油は「動物性」と「植物性」に大別できます。また、油の主成分は脂肪酸で、脂肪酸は「飽和脂肪酸」と「不飽和脂肪酸」の二つに分類できます。飽和脂肪酸というのはだいたい動物性脂肪で、肉、乳製品、卵などに含まれている脂肪です。不飽和脂肪酸には「単価不飽和脂肪酸」と「多価不飽和脂肪酸」があります。単価不飽和脂肪酸にはオレイン酸などがあり、オリーブオイルなどに多く含まれます。多価不飽和脂肪酸には「オメガ３系列」と「オメガ６系列」とがあります。オメガ６系列には、植物の種子に多く含まれるリノール酸や、動物性の肉に多く含まれるアラキドン酸などの脂肪酸があります。オメガ3系には、植物性のαリノレン酸や、魚に多く含まれるEPA、DHAなどの脂肪酸があります。リノレン酸は、亜麻仁油《あまにゆ》、エゴマ油、シソ油などに多く含まれています。EPA、DHAは、サバやイワシなどの背の青い魚に多く含まれています。ここで有効となるのが、穀菜果食なのです。

穀物、野菜、果物、海藻類中心の食事にすることによって、自然にオメガ6系脂肪酸よりもオメガ3系脂肪酸の摂取量が多くなるのです。穀物、野菜、果物、海藻などから主に脂肪を摂取し、精製した油をそれほど使わない食生活にすることで、魚を食べなくてもオメガ3系の比率のほうが高くなります。

一般的に、生活が豊かになるほど脂肪が多い食事をとるようになり、脂肪の中でもオメガ6系の脂肪をたくさんとるようになってしまいます。理由は単純で、加工食品や揚げ物をよく食べるようになるからです。加工食品や揚げ物に使われている植物油のオメガ3系脂肪酸とオメガ6系脂肪酸の比率は、日本の場合は平均で一対五。つまり、オメガ6系のほうがオメガ3系の五倍も多いのです。オメガ6系の油であるコーン油、大豆油、ベニバナ油などは、調理用の油に多用されています。調理用の油は極力使わないようにしましょう。植物油を加熱して使用する場合、オメガ3系とオメガ6系の比率に大きな影響を与えないオリーブオイルを用いるようにしましょう。

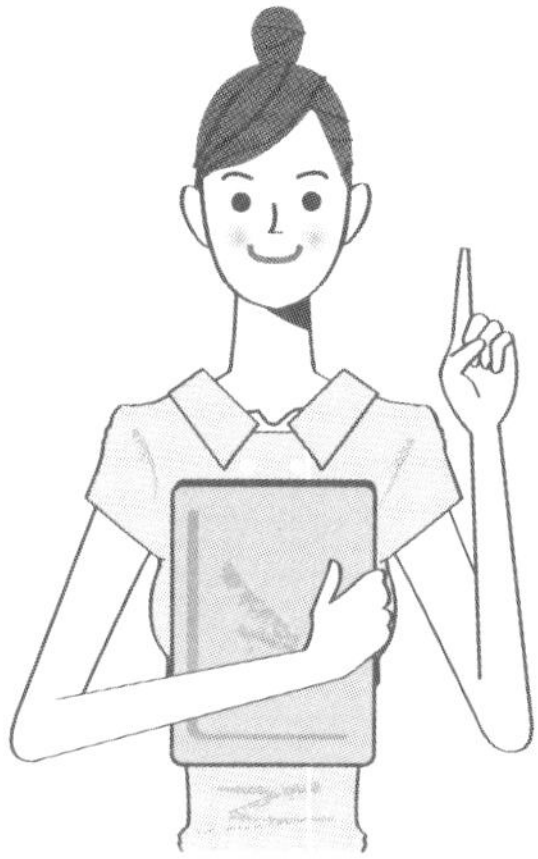

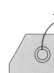

痛みを遠ざける穀菜果食のテクニック

●体によいものをたくさん食べる

子宮内膜症を予防・改善するためには、高動物性脂肪食や大型魚類の摂取を控えて血液をサラサラに保ち、野菜中心の食事をすることがポイントだとお分かりいただけたと思います。穀菜果食では、穀類、野菜、果物は好きなだけ食べ、動物性食品や脂肪、砂糖はできるだけ避けます。穀類は、米、麦、ソバ、雑穀などの未精白のものです。以前は、米などの炭水化物は、体内で中性脂肪（体内で皮下脂肪や内臓脂肪に変わるタイプの脂肪）に変わって肥満の原因になるといわれていました。しかし、炭水化物は九九％が「グリコーゲン」という物質になって貯蔵され、脂肪として蓄積されるのは一％だけです。ほとんどが即戦力のエネルギーとして体内で消費され、貯蔵されたグリコーゲンは、脳や神経組織のエネルギーとして消費されるほか、激しい運動をした時などに使われます。また、炭水化物をとると、食後のエネルギーの消費（食後代謝）が高まります。炭水化物は、おなかいっぱい食べてもそうそうカロリーオーバーになりません。穀物は腹もちもよく、空腹感からくるイライラが起こることもありません。

●たっぷり摂取したい野菜や果物

野菜は、ビタミンやミネラル、補酵素《ほこうそ》（酵素の働きを助ける成分）が豊富でさまざまな効果をもたらします。あらゆる種類の食品の中で、野菜ほど私たちの健康の維持・増進、病気の予防に役立つものはほかにありません。ここでいう野菜は、豆類、イモ類、海藻類を含みます。子宮内膜症にいいと思われるビタミンAやB群、植物性エストロゲンなども野菜に含まれます。穀類、野菜、果物が中心の食事ではたんぱく質が不足すると思われるかもしれませんが、植物性食品からもたんぱく質と同時に脂肪を摂取できます。

植物性食品の成分の割合を見ると、例えば、ホウレンソウは、たんぱく質三六%、炭水化物五七%、脂肪七%です。ブロッコリーは、たんぱく質三一%、炭水化物六六%、脂肪三%です。たんぱく質だけではなく、脂肪も適度に摂取できるわけです。穀菜果食では、脂肪や砂糖を使ったお菓子を控えてもらいますが、果物はすべてOKです。新鮮な果物を、加工されていない自然のままの形で摂取します。よく噛《か》むことも大切で、脳の満腹中枢《まんぷくちゅうすう》が刺激されて満足感を得やすくなります。果物には、ビタミン、ミネラル、食物繊維などが豊富に含まれています。特に、オレンジやグレープフルーツなどの柑橘類《かんきつるい》、リンゴやバナナなどがおすすめです。

●油を使わないで調理する

脂肪が多い食品の筆頭は、油脂類、油料理です。油脂類とは、バター、マーガリン、サラダ油、大豆油、コーン油、ラード（豚脂《とんし》）、ヘット（牛脂《ぎゅうし》）などのことです。特に、バター、ラードなどの動物性の油脂はおすすめできません。家庭でも、炒め物や揚げ物など、油を使った料理には注意しましょう。油を減らすため、調理法を「蒸す」「煮る」「焼く」という手段に替えましょう。意外と見落としがちなのが、魚の脂肪分です。一般的に、魚は肉に比べて脂肪やコレステロールが少ないと思われていますが、コレステロールは意外と多く、特にアワビやタラコ、イクラなど、貝や魚卵は脂肪とコレステロール含有量が高いため極力避けましょう。

●毎日のニンジンジュースを習慣づけよう

野菜を補給するのに効率的な方法の一つにニンジンジュースがあります。基本的に野菜はビタミンやミネラルが豊富ですが、私は特にニンジンをすすめています。ニンジンは、体内でビタミンAに変化するβカロテンなどのカロテン類が豊富です。βカロテンは、活性酸素を取り除く「抗酸化物質」としても知られています。ビタミンAが子宮内膜症の発症を予防することは前述のとおりです。

「ニンジンだけだと飲みにくい」という場合は、リンゴを少し加えると味もよく飲みやすくなります。くれぐれも砂糖などで甘みをつけないようにしましょう。また、時間がたつにつれて栄養素が壊れて効果が低下してしまうため、ジュースは作り立ての新鮮なものを飲むようにしましょう。

ニンジンは色が濃く、つやつやしたものを選びましょう。また、硬く締まったものを選び、発芽《はつが》しているものは避けてください。肝心のβカロテンは、皮の部分に多く含まれているため、ていねいに洗って皮がついたまま使いましょう。一人分の材料は、中くらいの大きさのニンジン一本、リンゴ半個です。ニンジンのヘタとリンゴの芯《しん》は取り除いておきます。次に、おろし金ですりおろし、ペーパータオルやガーゼ、茶こしなどでしぼれば出来上がりです。

ニンジンジュースを一日にコップ一杯飲む習慣をつけましょう。時間がない時は、市販のニンジンジュースを利用してもいいでしょう。継続は力なり――とにかく毎日続けることが大切です。ニンジンジュースのためにニンジンをすりおろすと食物繊維が壊れてしまうのではないかと心配する人がいますが、必ずしもそうではありません。ニンジンには一〇〇グラム中〇・五グラムの不溶性の食物繊維と一・九グラムの水溶性の食物繊維が含まれています。おろし金で作ったジュースでも、水溶性の食物繊維はきちんと摂取できることになるのです。

ニンジンジュースの作り方

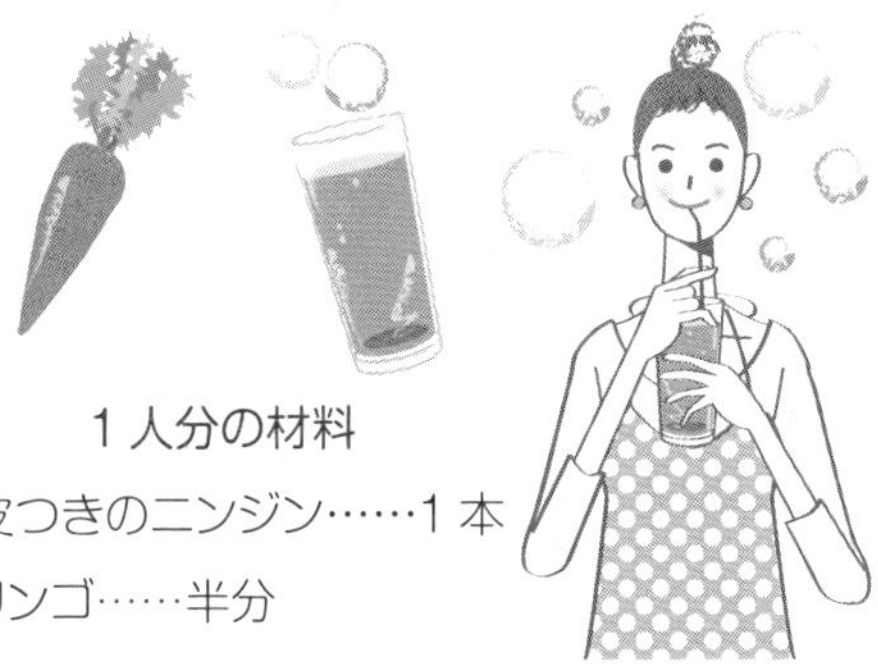

1人分の材料

・皮つきのニンジン……1本
・リンゴ……半分

ニンジンのヘタとリンゴの芯を取り除き、ジューサーに入れるだけ。ミキサーなどを利用した場合でも、ガーゼや茶こしなどで絞れば飲みやすくなる。ハチミツや果物、緑黄色野菜を加えるのもおすすめ

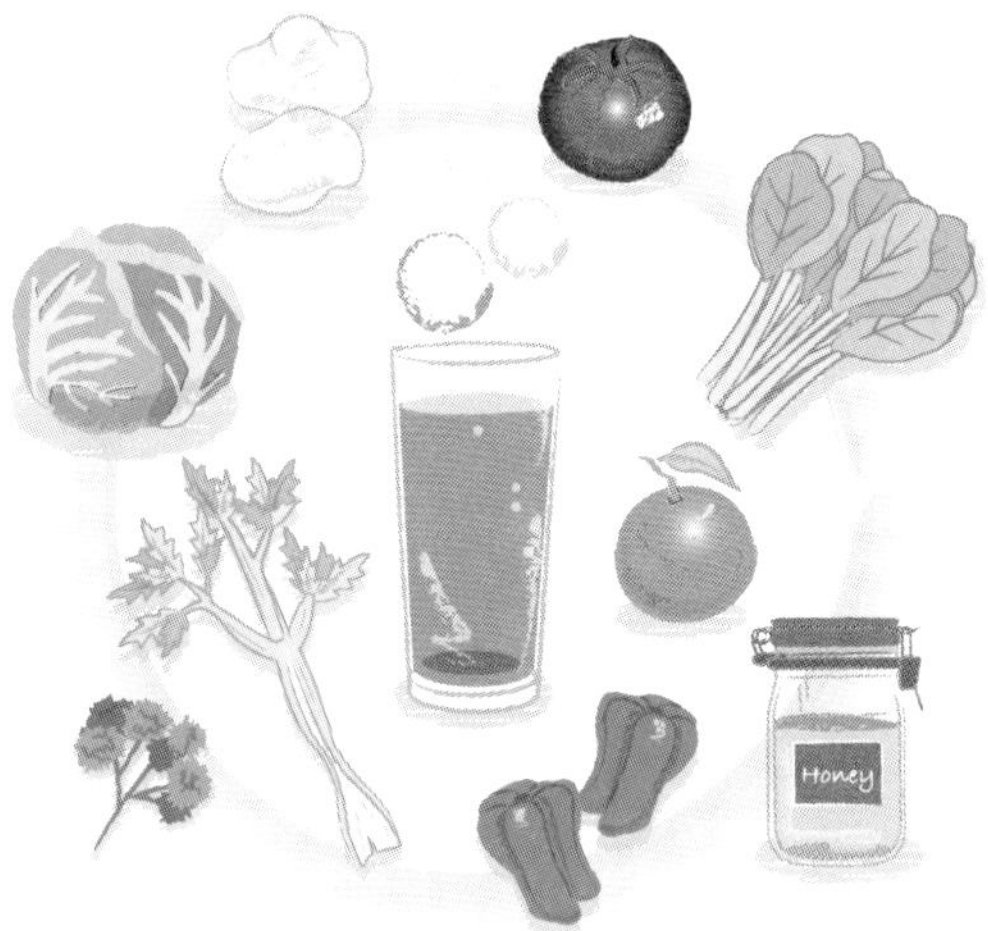

子宮内膜症を防ぐちょっとした工夫

●適度な運動をする

子宮内膜症に限ったことではありませんが、健康維持・病気予防のためには、穀菜果食だけではなく、節度ある生活が求められます。子宮内膜症においても、生活習慣との関係で明らかになってきたことがあります。

一般的にも、健康を維持して病気を予防するためには、日々の生活の中で適度に体を動かすことが重要です。ただし、スポーツ選手並みの激しい運動は、健康作りのための運動・活動とは別のものです。もちろん、これは子宮内膜症の場合にも当てはまります。運動と子宮内膜症の関係について、月経中の過度な運動が悪化因子になると報告されています。

規則的に運動を続けている女性は、生理痛や月経前症候群（ＰＭＳ）などの症状が軽いことも分かっています。毎日行える方法としておすすめなのが、ウォーキングです。ウォーキングとして特別に取り組まない場合でも、できるだけ歩くようにしたいものです。一日一時間程度歩くのが理想ですが、二十分〜三十分は歩くようにするといいでしょう。

●生理中の性交渉を避ける

骨盤内に炎症があると、子宮内膜症になりやすいといわれています。子宮内膜症を予防するため、生理中の性交は避けましょう。性感染症（ＳＴＤ）があると、骨盤内に炎症が起こることがあるため、子宮内膜症になりやすくなります。しかし、誤解のないように補足すると、ＳＴＤによる骨盤内炎症はあくまで子宮内膜症の危険因子の一つではあるものの、原因ではありません。

●ストレスをためない

子宮内膜症の患者さんの場合、痛みなどのつらい症状があること自体が身体的、精神的なストレスです。痛みによるストレスが痛みを感じやすくさせてしまう悪循環を形成することもあるでしょう。私は、子宮内膜症の患者さんに対して、ストレスコントロールの必要性を強く感じています。心が不安定になったり、うつぎみになったりしたら、心療内科などを受診して心のケアを図ることが必要です。また、ストレスをうまく回避する方法や工夫、ストレス解消のための楽しみや趣味などを普段から身につけておくようにしたいものです。

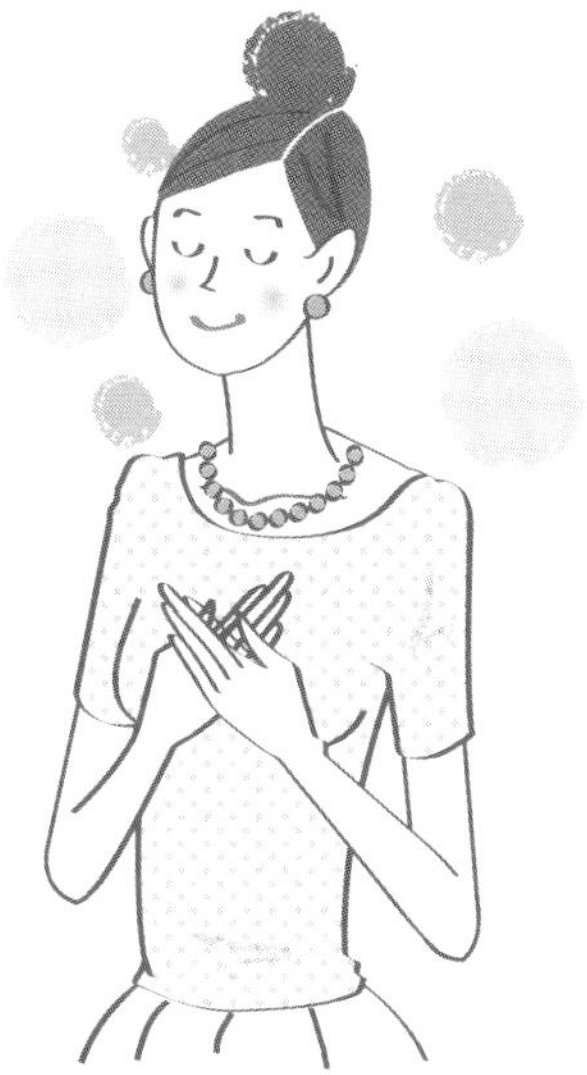

第四章

急増する月経前症候群（PMS）を癒やす

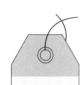

PMSは周期的に現れる不快症状

●子宮内膜症患者に多く見られるPMS

些細《ささい》なことでも怒りっぽくなったり、小さなことをクヨクヨ気にしたり、イライラして人に八つ当たりしたり――。月経前になると、精神的に不安定な状態になる方が多くいます。これは「月経前症候群（PMS：Premenstrual Syndrome）」といわれる不《ふ》定《てい》愁《しゅう》訴《そ》症候群です。早くて月経開始の十四日前、遅くても三～四日前からさまざまな不快症状が周期的に出現し、月経開始直後～二日目ぐらいまでにはほとんどが消失するという特徴があります。

PMSの症状の中心は、イライラや気分の落ち込み、不安などの精神症状です。精神症状のほか、乳房《ちぶさ》の張り、頭痛、むくみ、過食などといった症状を伴います。PMSの起こり方は個人差が大きく、ほとんど症状のない人もいれば、月経前のみに症状が現れて月経開始と同時にすべての症状が消失する人、月経時のみ症状が現れる人、月経前も月経時も症状が現れる人などさまざまで、年齢によっても異なる傾向にあるようです。ＰＭＳは近年急増傾向にあり、子宮内膜症《しきゅうないまくしょう》の陰に潜んでいることも珍しくありません。また、発症原因やメカニズムも完全には解明されておらず、適切な治療法も開発されていません。単なるヒステリーや不機嫌などと見なされて周囲の理解が得られにくく、原因不明の不快症状に苦しんでいる人が非常に多いのです。日常生活に大きなダメージを及ぼすことになるため、不快症状を解消する手立てが望まれています。最近では、ＰＭＳよりもさらに深刻な症状をもたらす「月経前不機嫌障害（ＰＭＤＤ：Premenstrual Dysphoric Disorder）」も見られるようになりました。ＰＭＤＤの場合、精神症状が非常に重いのが特徴です。症状が非常に強くなると、万引きなどのほか、自殺を企てるなどの行動を起こすこともあり、日常生活にさまざまな支障をもたらします。

欧米ではＰＭＳへの認識が定着しており、月経前の女性が万引き行為をした場合、ＰＭＳという医師の診断によって無罪にするという措置がとられることもあります。残念ながら、現在の日本ではそこまでの理解は得られていません。

ＰＭＳの原因については諸説あって確定していません。現段階での有力な説としては、①女性ホルモンのアンバランス説、②体内水分貯留説、③高プロラクチン説、④高インスリン説、⑤微量元素欠乏説、⑥ビタミンB6欠乏説、⑦セロトニン異常説などがあります。

●ホルモンバランスの乱れも一因

ＰＭＳの発症原因のうち、最も有力視されているのが、①の女性ホルモンのアンバランスからもたらされるという説です。女性ホルモンには、卵巣から分泌《ぶんぴつ》される「エストロゲン（卵胞ホルモン）」と「プロゲステロン（黄体《おうたい》ホルモン）」の二つがあります。エストロゲンには妊娠の準備や女性らしい体作りをする役割、プロゲステロンには妊娠の手助けをする役割があります。月経のある女性の心と体の状態はエストロゲンとプロゲステロンの影響を受け、約一ヵ月の周期（＝月経周期）で変動します。具体的には、排卵前にエストロゲンの分泌量がピークとなり、この時にプロゲステロンの分泌を開始します。排卵後、エストロゲンの分泌量がいったん下がり、再びエストロゲンの分泌量が高まる頃にプロゲステロンの分泌量はピークを迎え、その後、二つのホルモンの分泌量は共に下がっていきます。ＰＭＳの症状は、ちょうどこの時期、すなわち排卵から月経開始までの「黄体期」と呼ばれる時期に現れます。

エストロゲンやプロゲステロンなどのホルモン分泌には、脳の視床下部《ししょうかぶ》が関わっています。ＰＭＳの症状はホルモンバランスの変化に視床下部がうまく適応できないことから現れるというのが、①女性ホルモンのアンバランス説です。視床下部と、脳の感情をコントロールする中枢《ちゅうすう》は近接しており、このことからさまざまな精神症状をもたらすと考えられています。

②の体内水分貯留説は、月経前になると尿量が減って体重増加が見られたり、手足のむくみなどの症状が現れたりすることから考えられました。これらの症状は月経開始と同時に消失します。また、食塩や水分を制限したり、利尿薬（尿の出を促す薬）を飲んだりすることで症状が軽減することから、原因として有力視されてきました。

③の高プロラクチン説で唱えられている「プロラクチン」とは、乳腺《にゅうせん》を刺激して母乳を出したり、排卵を抑制したりするホルモンです。妊娠・出産によって体内で分泌されるプロラクチンですが、妊娠していないにもかかわらず血液中の濃度が高くなると、排卵が起こりにくくなって月経サイクルを乱し、乳房の張りなどの症状をもたらします。

●肉食や嗜好品も影響する

食事がＰＭＳの発症に関係しているとするのが、④～⑥の高インスリン説、微量元素欠乏説、ビタミンB_6欠乏説です。今から四十年ほど前、リンフォード・リース博士は血液中のインスリンの濃度が高い女性にＰＭＳが多く見られることを発見しました。高インスリン状態は肉食中心のライフスタイルによってもたらされ、欧米の女性にＰＭＳが多く見られることからも有力視されています。そのほか、ＰＭＳの女性は、マグネシウム、亜鉛、マンガン、カルシウムなどの微量元素（ミネラル）が不足していることが分かっています。ある研究では、カルシウムやマンガンを補助的に摂取したグループでは、ＰＭＳで現れる感情、集中力、行動力の異常が明らかに緩和したと報告されています。

さらに、月経の十～十四日前に、血液中の亜鉛の濃度が低くなる人はＰＭＳの症状が現れやすいという報告もあります。また、ビタミンB_6の欠乏がＰＭＳと関係があるという説が古くからありますが、ビタミンB_6を補助的に摂取しても効果はないとする説もあります。賛否両論の説がありますが、ビタミンＢ群は過剰になったエストロゲンを肝臓で処理するのを助けてくれるため、この説には説得力があるといえるでしょう。

ＰＭＳに影響するものとして、嗜好品《しこうひん》が挙げられます。カフェインを含む飲料を大量に摂取すると、ＰＭＳで見られる不眠、イライラ、不安感などをさらに悪化させます。コーヒーのほか、緑茶、ウーロン茶などのカフェインを含む飲料を制限しただけで、ＰＭＳの症状が激減するという例も多く報告されています。ジョンズ・ホプキンズ大学のダニエル・マックロード博士らは、アルコール依存症の両親がいる家庭に育った女性はＰＭＳの症状の一つである不安感がとても強く、不安を紛らわすためにアルコール依存症になりやすいと報告しています。

●脳内物質との関連性も注目される

現在、研究者の間で最も注目されているのが、ＰＭＳの発症と「セロトニン」などの脳内物質との関係です。カリフォルニア大学精神科のバーバラ・パーリー博士は、脳内物質のセロトニンの量が少ないとＰＭＳを発症しやすいと報告しました。月経前になるとエストロゲンとプロゲステロンの分泌量が急激に減っていきますが、それに伴ってセロトニンの分泌量も低下します。セロトニンが減ると食欲が高まって異常に甘いものが欲しくなります。例えば、月経前になるとやたらとチョコレートなどが食べたくなり、月経が始まるとまったく欲しがらなくなることがあります。ＰＭＳではこのような食行動がよく見られることから、セロトニンとの密接な関連性があることは間違いないといえるでしょう。

チョコレートには前述した微量元素であるマグネシウムが多く含まれています。そのため、体内でマグネシウムが欠乏しているＰＭＳ患者さんが食べたくなると分析する研究者もいます。実際は、チョコレートにマグネシウムが豊富に含まれていても、同じく大量に含まれる砂糖によってマグネシウムは尿から体外へ排出されてしまいます。

脳内物質の一つである「β《ベータ》エンドルフィン」とＰＭＳとの関連性についても研究が進められています。βエンドルフィンは脳内で分泌される神経伝達物質の一つで、モルヒネの数倍の鎮痛効果があり、気分を高揚させたり幸福感をもたらしたりする作用があります。ストレス解消に役立つ物質として知られていますが、月経周期に伴うβエンドルフィンの変化を見ると、黄体期の中頃から活性が高まり、黄体期の末期になると消失することが分かってきました。βエンドルフィンの活性が低下してくると、ＰＭＳを発症しやすいと考えられます。

以上のように、ＰＭＳの発症原因は数多く考えられています。興味深いことに、ＰＭＳの発症原因は子宮内膜症の発症原因とも合致しているのです。

●ＰＭＳを自己診断する「チェックリスト」

ＰＭＳかどうかを見極めるポイントは、ＰＭＳに見られやすい症状が月経周期に伴って周期的に出現しているかを確認することです。ＰＭＳの発症のしかたには個人差が大きく、どのような症状が強く現れるかにもさまざまなパターンがあります。ＰＭＳの症状は多岐にわたりますが、自己診断する場合、次のチェックリストに挙げる症状が月経前に周期的に起こっているかどうかを確認することが第一です。月経周期に関係なく、常に精神症状や身体症状を自覚する場合、別の病気が疑われるからです。また、常用している薬や、アルコール、カフェイン、タバコにも注意しましょう。このチェックリストは、現在、アメリカでＰＭＳの診断に有用とされている「ユタＰＭＳカレンダーⅡの症状リスト」をもとに作成したものです。それぞれの項目について、症状の強さを三段階でチェックしてみましょう。該当する項目が多ければ多いほど、症状が強いことを示しています。

【精神的症状】

□訳もなくイライラする　□落ち込みがひどく、憂うつな気分になる

□孤独感や空虚感が高まる　□不安や緊張が強くなる

□些細なことで怒りっぽくなったり、泣いたりする　□落ち着きがなくなる

□なにをするにも根気がなく、意欲がなくなり、集中力も低下する

□人前に出るのがおっくうになり、引きこもりがちになる

□自己評価の低下、自信の喪失

□衝動的に買い物や掃除《そうじ》を始める

【身体的症状】

□腰痛・下腹部痛□頭痛　□首・肩のこり　□吐き気・嘔吐《おうと》

□乳房の張り　□めまい・立ちくらみ　□むくみ　□便秘・下痢《げり》

□食欲増進・食欲減退　□体重増加　□特定の食品やアルコールの大量摂取

□不眠・過眠　□動悸《どうき》・耳鳴り　□肌荒れ

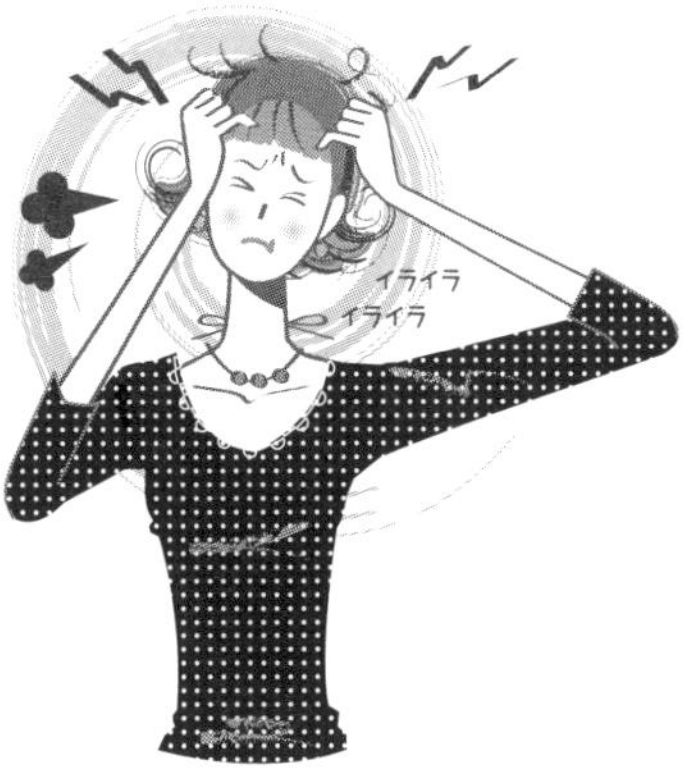
イライラ
イライラ

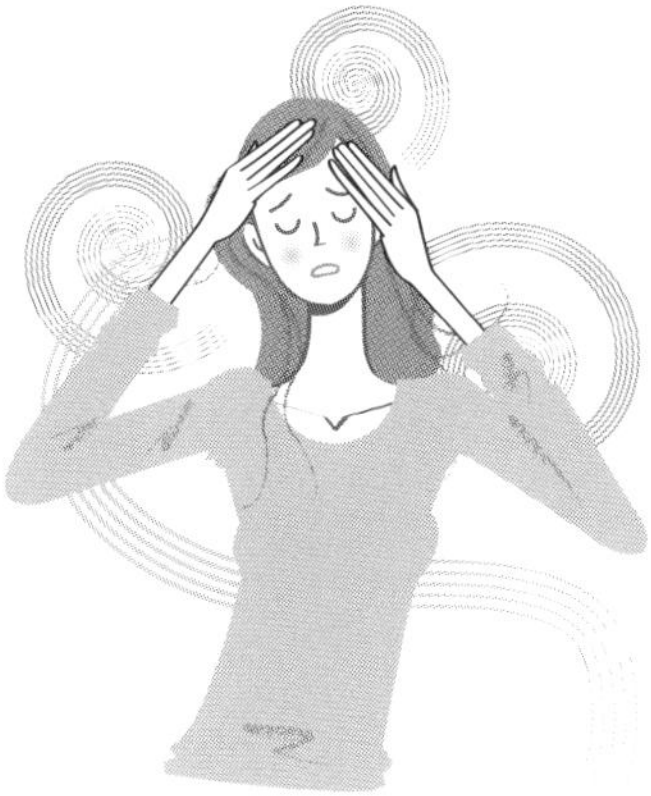

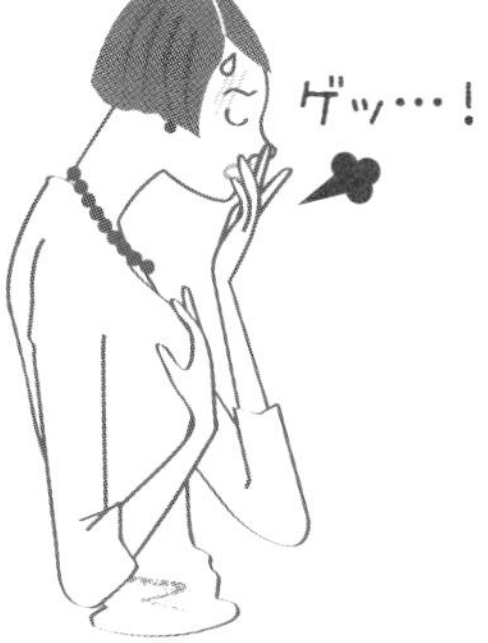
ゲッ…！

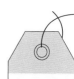

自分でできるＰＭＳ対策

●基礎体温表でＰＭＳの時期を把握する

ＰＭＳは、排卵から月経開始までの「黄体期」といわれる時期に起こりやすいため、基礎体温を記録して自分の月経周期を把握しておくことで、起こる時期を予測できます。前もってＰＭＳが起こることをある程度予測できれば、対策も立てやすくなるでしょう。

基礎体温は、起床時に布団《ふとん》の中で測ります。舌の裏側に婦人体温計をはさみ、五分間安静状態にします。できるだけ毎日同じ時間に測ってグラフに記録しましょう。基礎体温に加えて、体調などもメモしておくのがおすすめです。

自分のリズムを知るためには、最低三ヵ月のデータが必要です。根気よく続けることで、自分の月経周期のパターンを把握できるでしょう。婦人体温計は薬局で市販されています。基礎体温の記録を習慣づけると、ＰＭＳだけではなく、排卵やホルモンバランスの状態もチェックでき、自分の体のことを知るうえで役立ちます。基礎体温の記録を見れば、病院で治療を受ける場合にも客観的に体調が判断でき、効率的に治療が受けられるメリットもあります。ぜひ基礎体温を記録することを習慣づけましょう。

●症状の安定に役立つ食事法

ＰＭＳの改善にも穀菜果食《こくさいかしょく》（植物性食品を中心とした食事）が有効です。急激に糖を吸収して血糖を上げる炭水化物を「単純炭水化物」、ゆっくりと糖を吸収してエネルギー源になる炭水化物を「複合炭水化物」といいます。ハーバード大学の研究者が二四名のＰＭＳの女性を対象として、未精白の穀類、野菜、豆、果物などの複合炭水化物が豊富な食事をとってもらう実験を行ったところ、その結果は驚くべきものでした。食後一時間半〜二時間後、ＰＭＳの特徴的な症状であるうつやイライラ、無性に甘いものが食べたいという強烈な欲求などが治まったのです。さらに、記憶力や判断力も明らかに改善していました。

この実験結果について、研究に携わったメンバーは、血液中の「トリプトファン（アミノ酸の一種）」が相対的に増加したためではないかと説明しています。また、パリのセントルイス病院のＤ・サーファティ医師は、植物から抽出した代表的な抗酸化物質である「フラボノイド」を一九〇八名のＰＭＳの女性に投与し、臨床試験を行っています。その結果、三七・四％の人の症状が完全に消失し、六〇％の人の症状が緩和したと報告しています。穀菜果食は、フラボノイドは、植物、特に大豆《だいず》などのマメ科の植物に多く含まれています。フラボノイドのような抗酸化物質をバランスよく含んでおり、血液中のインスリン濃度を下げ、脳内物質のセロトニンなどの欠乏を防いでくれます。

●ＰＭＳを和らげる主な食品

最近では、農作物の生産にも農薬が大量に使われるようになり、食物中の微量元素が少なくなってきていることが指摘されています。きちんとした食事をしていても、知らず知らずのうちに、私たちは微量元素不足になりがちなのです。マグネシウム、マンガン、亜鉛などの微量元素の欠乏がＰＭＳの発症原因と考えられていますが、不足を補うために薬のような感覚でサプリメントを摂取することは過剰症などを招くためおすすめできません。また、それぞれの微量元素には一方が増えれば別の微量元素が減るという拮抗関係があり、食品から摂取するのが基本です。マグネシウムは、大豆やナッツ類、バナナ、海藻、ニンジン、ホウレンソウなどに豊富に含まれています。マンガンは、ナッツ類、海藻、緑黄色野菜に多く含まれます。亜鉛は、胚芽《はいが》や豆類、海藻から摂取するのがおすすめです。味覚障害の診断と治療で著明な富田《とみた》寛《ひろし》日本大学名誉教授は、長年の研究によって微量元素の不足によって味覚障害が起こっていることを明らかにしました。

富田教授は、ノルウェー産の海藻「ヒバマタ」を加工した海藻亜鉛食品を用いて味覚障害の治療に成果をあげていますが、海藻には絶妙なバランスで微量元素が含まれているのかもしれません。ビタミンB_6についても、サプリメントではなく、緑黄色野菜やナッツ類などの食品からとりましょう。

セロトニンの不足はＰＭＳの原因となります。砂糖を摂取することによって一時的にセロトニンの分泌が増えることは知られていますが、砂糖をたくさん摂取することはおすすめできません。砂糖を代謝する際にはマグネシウムなどの微量元素が必要になり、砂糖を過剰に摂取することでマグネシウムなどの微量元素が不足してしまうからです。

穀物や野菜や果物などの複合炭水化物を普段からしっかり摂取して、セロトニンが脳内で欠乏しないようにすることが大切です。たんぱく質や脂肪をとりすぎることも、セロトニンの分泌低下につながります。食生活が欧米化してきていることもPMSを誘発しているといえるでしょう。定期的なウォーキングなどの軽い運動はセロトニンの分泌を高めるので大切です。

●PMSの不快症状も台湾ハーブが一掃！

私は、PMSに対して、穀菜果食と軽い運動を指導することを治療の中心にしていました。このような生活の工夫だけでも、PMSの症状がかなり改善されてくるのです。さらに、PMSの人にもハーブのサプリメントである台湾《タイワン》ハーブを組み合わせることもあります。台湾ハーブをとることで、これまで九割以上のPMSの人に症状の改善が見られました。場合によっては、漢方薬の「女神散《にょしんさん》」や「五苓散《ごれいさん》」を加えることもあります。症状が重い人の場合でも、三ヵ月〜半年間飲むことで症状が半減するケースが見られます。特に、イライラや気分の落ち込みなどの精神症状をはじめ、下腹部痛などの症状を緩和する効果が期待できます。

また、心療内科などでは、精神的な症状に対して精神安定剤や抗うつ剤、婦人科では乳房の張りや痛みに対して「パーロデル」というホルモンの分泌を抑える薬、むくみに対して利尿剤などを短期間処方することがあります。生活改善などを心がけても症状が改善しない場合、婦人科だけではなく、心療内科など複数の病院を受診することで有効な手立てが見つかることがあります。

ＰＭＳや子宮内膜症など、月経に伴って起こる不快症状は、女性にとってしかたのないものと見なされてきました。解決策が見つからなかったために女性の病気の専門家である産婦人科医ですら興味をそれほど示さず、日本ではあまり研究が進んでこなかったのです。現在、女性の社会進出の増加に伴い、これまで表に現れなかったこれらの病気がクローズアップされ、患者が急増するという事態に至りました。ＰＭＳや子宮内膜症の発症原因はまだ完全に解明されてはいませんが、今回、欧米の研究報告をはじめ、現段階で予測できるさまざまな原因について紹介してみました。高脂肪食や砂糖、ダイオキシンなど、食事や生活環境がいかに深く影響しているかがお分かりいただけたことでしょう。今後、ＰＭＳや子宮内膜症の発症原因の疑いのあるものは極力遠ざけ、自分で病気を未然に防ぐ心がけが必要となってくると思われます。月経トラブルは、女性のさまざまな病気のサインともなります。普段から体調の変化に気を配り、月経を上手にコントロールしていくことが、女性の健康のポイントといえるでしょう。

☆あとがき

私が産婦人科医を志したのは、同じく産婦人科医であった祖父（健造《けんぞう》）と父（健《けん》）の影響によるものだと思います。一九九〇年、米国カリフォルニア州のロマリンダ大学公衆衛生大学院博士課程に留学した私は、本格的に予防医学を学びはじめました。帰国後、再び産婦人科の臨床現場に復帰したところ、驚いたことに子宮内膜症《しきゅうないまくしょう》をはじめ、月経前症候群（ＰＭＳ）、多嚢胞性卵巣《たのうほうせいらんそう》、高プロラクチン血症の患者さんが急増していたのです。疫学的な側面から、なんらかの環境因子がリスク要因になっていると想定した私は、子宮内膜症の患者さんたちの治療をしながら副作用のない治療法を探し求めるようになりました。その結果としてたどり着いたのが、東洋医学による代替療法です。

代替療法の知識を深める中で、薬草療法で効果をあげていたカナダ在住の中医師ヤオ・フェイ・リン先生の知遇を得ることができました。リン先生の薬草を実際に処方してみたところ、これまでの治療では考えられないほどの素晴らしい手応えを感じたのです。薬草療法による子宮内膜症治療に一筋の希望を見出した私は、リン先生と共同で台湾《タイワン》ハーブを開発し、治療に用いるようになりました。そして、当時東京大学大学院理学系研究科教授だった守隆夫《もりたかお》先生との出会いを果たし、守先生の実験で台湾ハーブの効果を実証してもらったのです。

多くの方々の出会いと善意によって生まれた台湾ハーブは、産婦人科医で運営される子宮内膜症の学会で表彰を受けるに至りました。健康食品でこのような医学的評価を得られることは異例のことです。

本書を執筆するにあたり、さまざまな著書、研究、論文を参考にしました。編集に協力いただいた株式会社いちばん社編集部の明田《めいだ》剛始《ごうし》さんにも深く感謝します。こうして多くの方々のご厚意によって世に出ることになった本書を、一人でも多くの悩める女性たちに読んでいただければ幸いです。

富永國比古

・Murphy AA; Santanam N, Parthasarathy S; Endometriosis: a disease of oxidative stress?; Semin Reprod Endocrinol 1998; 16(4):263-73
・厚生労働省ホームページ「魚介類に含まれる水銀について」
・Yano Y: Effect of dietary supplementation with eicosapentaenoic acid on surgically induced endometriosis in the rabbit, Nippon Sanka Fujinka Gakkai Zasshi, 1992 Mar, 44:3,282-8
・Han M; Pan L; Wu B; Blan X: A case-control epidemiologic study of endometriosis. Chin Med Sci J, 1994 Jum,9;2,11-8
・Greene JW, Exercise-induced menstrual irregularities. Compr Ther,1993,19:3,116-20
・The Premenstrual Tension Syndrome and Its Treatment, Bri. med. J1,1014-1016,1953
・J G Penland, Dietary calcium and manganese effects on menstrual cycle symptoms
・Penland JG; Johnson PE: Comment in: Am J Obstet Gynecol 1993 May; 168(5):1640: Am J Obstet Gynecol (United States), May 1993, 168(5)p1417-23
・McLeod DR; Foster GV; Hoehn-Saric R; Svikis DS; Hipsley PA: Family history of alcoholism in women with generalized anxiety disorder who have premenstrual syndrome: patient reports of premenstrual alcohol consumption and symptoms of anxiety.: Alcohol Clin Exp Res (United States), Jun 1994 18(3)p664-70
・Parry BL: Psychobiology of premenstrual dysphoric disorder.: Semin Reprod Endocrinol (United States), Feb 1997, 15(1)p55-68
・Sayegh R; Schiff I; Wurtman J; Spiers P; McDermott J; Wurtman R: The effect of a carbohydrate-rich beverage on mood, appetite, and cognitive function in women with premenstrual syndrome: Obstet Gynecol (United States), Oct 1995, 86(4 Pt 1)p520-8
・Serfaty D; Magneron AC: [Premenstrual syndrome in France:epidemiology and therapeutic effectiveness of 1000 mg of micronized purified flavonoid fraction in 1473 gynecological patients]: Contracept Fertil Sex (France), Jan 1997, 25(1) p85-90

【参考文献】……………………………………………………………

・Gynaecol minimum interactive theory 2020. April 28 (912) 64-683 Endometriosis and Adenomyosis as Procoagulant Diseases: Causes, Consequences, and Clinical Implications Sun-Wei Guo, Ph.D
・Eskenazi B; Warner ML: Epidemiology of endometriosis. Obstet Gynecol Clin North Am, 1997 Jun, 24:2,235-58
・The prevalence of spontaneous endometriosis in the baboon (Papio anubis, Papio cynocephalus) increases with the duration of captivity.: Acta Obstet Gynecol Scand (Denmark), Feb 1996, 75(2) p98-101
・Immunoresponsiveness in endometriosis: implications of estrogenic toxicants Environ Health Perspect (United States), Oct 1995, 103Suppl7p151-6: Rier SE; Martin DC; Bowman RE; Becker JL
・Dioxins' estrogen connection, Andrea Rinaldi May 29, 2003 The Scientist
・Prolactin secretion in endometriotic patients.; Machieda T; Taga M; Minaguchi H Source: Eur J Obstet Gynecol Reprod Biol, 1997 Mar, 72:1,89-92
・Ling CC; Soong YK; Ho YS. Endometriosis in adolescent woman. Chang Keng I Hsueh, 1995 Dec, 18;4,315-21
・『医と食』Vol.9 No.4「新しい血栓形成傾向測定法で明らかにされた抗血栓性野菜品種・加工食品による血栓予防」山本順一郎 P184-189
・『ダイオキシンから身を守る法』宮田秀明監修（成星出版）
・Keiko Nakahashi,Manabu Matsuda, Takao Mori; Vitamin A insufficiency Accelerates the Decrease in the Number of Sperm Induced by an Environmental Disruptor,Bisphenol A, in Neonatal Mice: Zoological Science, 18:819-821, 2001
・『エンドメトリオーシス研究会会誌』vol.22 2001「VitaminAの子宮腺筋症進展抑制効果とMMPsの組織内発現との関連について」藤井美穂ほか
・Kurzer MS; Xu X: Dietary phytoestrogens. Annu Rev Nutr (United States) 1997, 17: p353-81
・Estrogenic activity of natural and synthetic estrogens in human breast cancer cells in culture. D T Zava, M Blen, and G Duwe. April 1997
・Verma SP; Salamone E; Goldin Biochem Biophys Res Commun (United States), Apr28 1997, 233(3)p692-6

装丁――川原田良一
装画・本文イラスト――内藤しなこ

【著者略歴】

富永國比古（とみなが・くにひこ）

1949年、福島県生まれ。1975年、岩手医科大学医学部卒業。東京衛生病院産婦人科医長を経て、米国ロマリンダ大学大学院博士課程に進学。米国公衆衛生学博士、医学博士（順天堂大学）。1997年よりロマリンダクリニック院長。2021年、クリニックを閉院後にロマリンダヘルスサポートを開設。著書に『放射性物質から身を守る食事法』（河出書房新社）、『太宰治ADHD説—医師の読み解く「100年の謎」』（三五館）、『「銀河鉄道の夜」と聖書』（キリスト新聞社）ほか多数。

もう生理は怖くない！
——生理痛・過多月経・イライラが治まる植物の力——

2024年4月23日　初版第1刷発行

著者　富永國比古
発行人　稲瀬治夫
発行所　株式会社エイチアンドアイ
〒101－0047　東京都千代田区内神田2-12-6内神田OSビル3F
電話 03-3255-5291（代表）　Fax 03-5296-7516
URL https://www.h-and-i.co.jp/
編集　株式会社いちばん社
図版・DTP　合同会社マインド
印刷・製本　中央精版印刷株式会社

乱丁本・落丁本は小社にてお取り替えいたします。

ISBN978-4-908110-15-3　¥1500